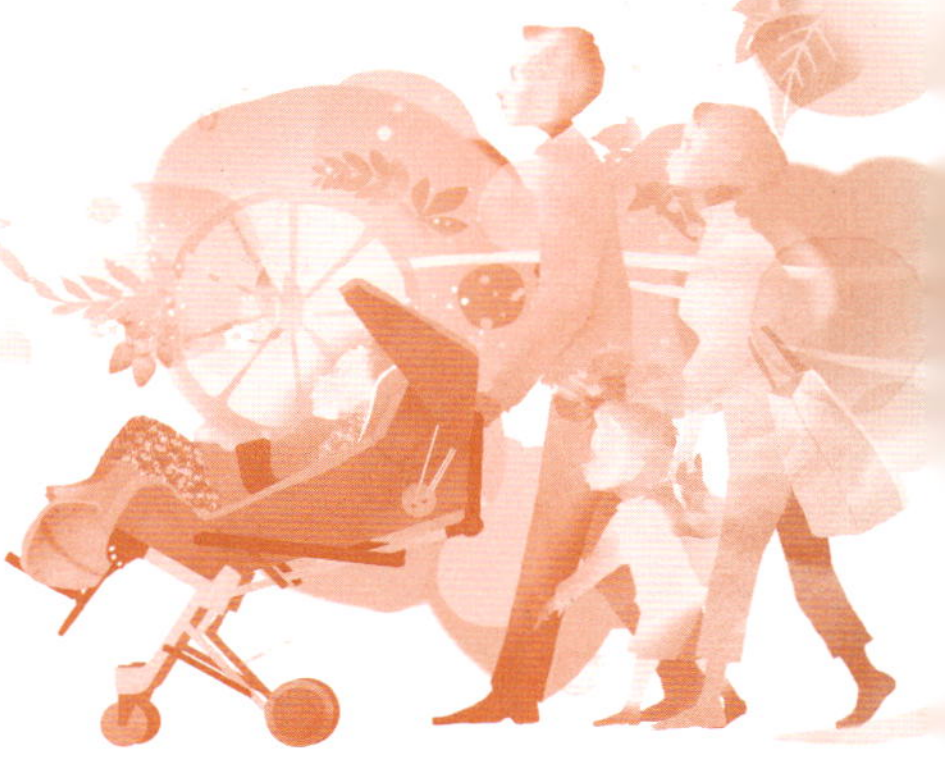

八年目の真実

ある医療裁判の軌跡

小早川 淳

ゆいぽおと

八年目の真実

ある医療裁判の軌跡

小早川　淳

八年目の真実　ある医療裁判の軌跡　もくじ

第一部　提訴

第二部　裁判

第一部　提訴

第一章　年の瀬

1　突然の事故

分娩室にて

平成一七（二〇〇五）年の年の瀬。

一二月一九日の午後三時二五分。

夫と母に見守られながら、浅田仁美（二四歳）が看護師にかかえられるようにして分娩《ぶんべん》室に入ると、陣痛の強さや胎児の心音を計測する分娩監視装置（モニター）がお腹につけられました。

昼前から始まった絶え間のない激しい陣痛のため、仁美は憔悴《しょうすい》し切っていましたが、モニターが装着されたので、

〈いよいよ赤ちゃんが生まれるんだ〉

〈もう少しのしんぼうだ〉

と思いました。

ところが、どうしたことか、分娩室に数名いた看護師がカーテンごしに消えていきま

した。

また、その直後に分娩室に入ってきた鱒水英男《ますみずひでお》医師も、仁美の横を素通りしてカーテンのむこうに去っていきました。どうやらカーテンのむこうにも妊婦がいるようでした。

「ベビーが呼吸しない」

その日、栗木三郎（仁美の父）は家にいましたが、妻の恭子から「夕方までには赤ちゃんが誕生するよ」という電話をうけ、あわてて鱒水レディースクリニックにかけつけました。急ぎ院内に入ると、分娩室の隣にある回復室で、恭子と浅田高志（二五歳）が赤ちゃんの誕生を待っていました。

「どうだ、まだか」

「先ほど分娩室に入ったから、もうすぐよ」

初孫の誕生は何よりもうれしいものです。初孫が誕生したあとの一家団欒《いっかだんらん》を想像するだけで栗木の心は高揚し、

「この正月は楽しいぞ。これまで六〇年近く生きてきたかいがある」

などと、高志と冗談を言いながら至福のときを待ちました。高志たちが新しく入居したマンションの一室には、第一子の誕生を待つベビーベッドや衣服、オムツなどが並べられています。

しばらくすると、看護師の声が聞こえました。

「浅田さーん」

「あっ、生まれたんだ！」

高志が急ぎ分娩室に入ろうとしました。すると、

「もう少しお待ちください」

という別の声が返ってきました。

ほどなく、分娩室に出入りする看護師の動きがパタパタと激しくなりました。何か器具のようなものを持っている看護師もいました。

〈いったい何がおこったのだろう〉

三人が不吉な予感にかられていると、分娩室のドアが開いて、手術着すがたの鱒水医師が廊下にあらわれました。

「女のベビーが生まれましたが、どういうわけか呼吸しない。P総合病院に電話したので、まもなく救急車がこちらに来る」

鱒水医師は高志にむかってそう言いました。

まったく予期しない悪夢のような瞬間でした。

いったい何がおこったのかわからないまま、三人はただ茫然《ぼうぜん》と廊下の片隅で立ちすくむほかありませんでした。

救急車でＰ総合病院へ

夕方五時頃、けたたましいサイレンの音をひびかせながら、Ｐ総合病院の古城伸一《こじょうしんいち》医師に付きそわれて、赤ちゃんを乗せた救急車が出発しました。鱒水クリニックの玄関先で、生まれたばかりの赤ちゃんが透明のケースの中で目を閉じたまま、ぐったりしているのが見えました。

救急車が去ったあと、廊下で、鱒水医師が高志たちに告げました。

「脳に障害が残る」

「……」

「血色は悪くないのですが、こういう場合にはどうしても脳に障害が残ります」

なかば断定的な言い方でした。

しかし、高志たちは「血色が悪くない」という鱒水医師の言葉に望みをたくし、無事であってほしいと天にすがる思いでした。

午後六時三〇分頃、仁美と恭子を病室に残し、高志と栗木が赤ちゃんの転医先である数キロはなれたＰ総合病院に車でむかいました。

父親の高志だけが赤ちゃんのいる新生児室への入室を許され、栗木は大きなガラス窓ごしに、赤ちゃんの容態を気づかっている高志のようすをじっと見つめていました。

三〇分ほどすると、古城伸一医師から説明がありました。

「一晩、観察をつづけますが、現在のところまだ自呼吸が十分ではありません」

「……」

「しかし、血色がさほど悪くなく体動が見られます。赤ちゃんにはすぐれた予備能《よびのう》がありますので、どんな環境におかれても立ち直ろうとする力がそなわっています」

古城医師はわかりやすい言葉で赤ちゃんの容態を説明し、二人に励ましの言葉をかけてくれました。どことなく温かみのある古城医師の言葉のせいか、二人は少し救われたような気持ちになりました。

「わかりました。よろしくお願いいたします」

高志と栗木はすがるような思いで頭を下げ、師走の大雨の中、仁美と恭子が待つ鱒水クリニックにもどりました。

2　保育器の中の命

鱒水医師の説明

その日の夜九時、鱒水英男医師は、高志と栗木と恭子の三人を診察室に呼びました。三人が出むくと、鱒水医師だけがそこにいました。

鱒水医師は、赤ちゃんが仮死状態で生まれた原因について、簡単な図を描きながら説明しました。そのときに描いたのが図1です。

鱒水医師の説明の要点は、臍帯卵膜《さいたいらんまく》付着《ふちゃく》（巻末注1）による胎児仮死ということでした。

〈さいたい、らんまく、ふちゃく……?〉

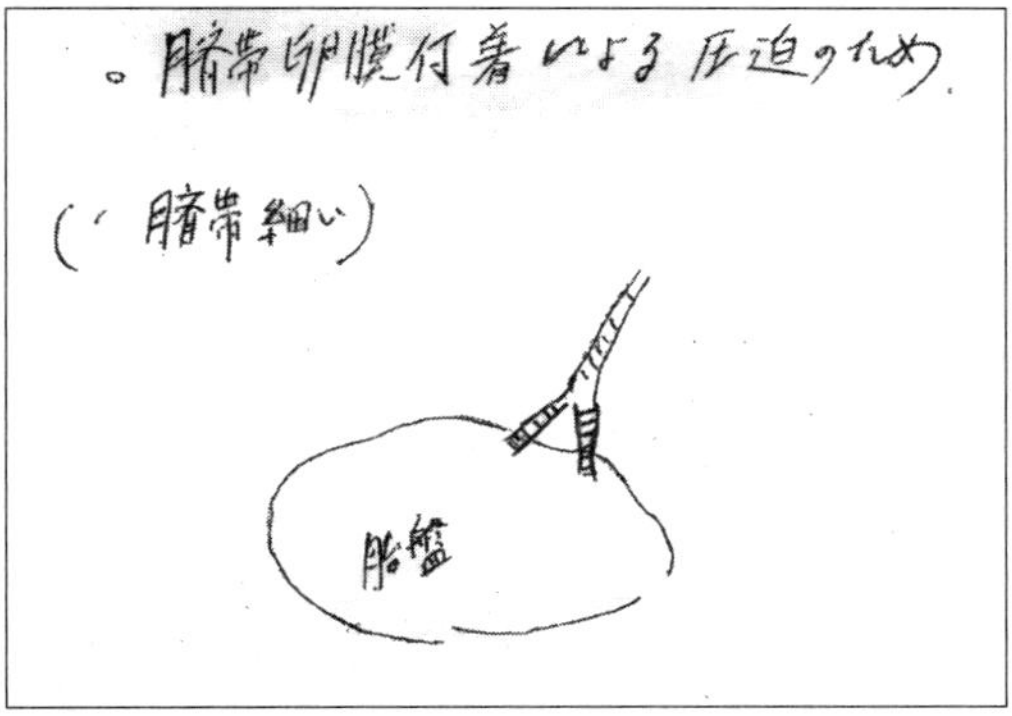

図１　鱒水医師が事故当日の夜に描いた図

これまで聞いたことのない言葉です。

鱒水医師の説明がつづきました。

「臍帯卵膜付着の症状といいますのは、えー、この図のようにですね、二本の臍帯血管が胎盤にしっかり定着していないといいますか、ちょうど地面から浮き上がった木の根っこのような状態になっていますので、この症状があるとやっかいです。どうしても、母親の血液が胎児にスムーズに行きわたらなくなりますからね」

「……」

「浅田さんの場合、臍帯、つまり臍《へそ》の緒《お》が細かったので、とくに圧迫されやすく、それが胎児仮死の原因になったと考えられます」

臍帯が細いと圧迫されやすいという意味は理解できました。しかし、圧迫されると胎児仮死になるという意味がわからず、高志が質問しました。

「臍帯が圧迫されただけで、胎児仮死になるんですか」

「はい。圧迫だけでも危険です。柔道の絞《し》め技で気を失う人がいるのと同じです」

鱒水医師は腕で柔道の絞め技のまねをしながら、説明をつづけました。

「赤ちゃんはスパイラルしながら下がってくるわけですが、そのとき臍帯血管の根っこが浮き上がっていると、臍帯がぐいぐいと、こういうふうに強く引っ張られます。ぐいぐいとね。そうすると、血流がうまく行かなくなります。とくに今回のように臍帯が細い場合は危険です」

「……」

「臍帯卵膜付着というのは、私どもといたしましても、どうしようもない症状でしてね。これがあると手のほどこしようがありません。と、申しますのも、証拠写真といっては何ですが、ここに臍帯卵膜付着があったことを示すポラロイド写真があります」

「……」

「私が写したものです。五枚とも、分娩直後に私が写しました」

この鱒水医師の言葉には、とどめを刺すようなひびきがあり、三人は沈黙しました。

恭子の涙が止まりませんでした。

Q西部病院に入院

事故があった翌日の昼過ぎ、赤ちゃんは転医先のP総合病院から、この地方の中核病院であるQ西部病院に移されました。その翌日、赤ちゃんに「美香」という名前がつけられました。仁美が選んだ名前です。

美香ちゃんはQ西部病院の新生児室の保育器に入れられ、面会を制限されました。両親といえども一日に三時間しか面会できません。

最初は高志が毎日欠かさず、仁美の母乳を入れた哺乳瓶《ほにゅうびん》を持ってQ西部病院に車でかよいました。往復に二時間近くを要して、わずか三時間の面会でしたが、やはり何といってもわが児に会えるのはうれしいことでした。

美香ちゃんは数日後、やっと自力で呼吸できるようになりました。しかし、いぜんとして保育器の中でした。ときどき目を開けて少しだけ手足を動かしますが、とくに心配されたのは声を出して泣かないことでした。

ミルクは口から飲めず、鼻から注入していました。

美香ちゃんにはミルクを飲み込む力がないのかもしれません。手足の痙攣《けいれん》発作を抑制するため、毎日、薬の点滴がおこなわれていました。

悲しい正月

そうしたなか、一二月二九日に仁美が退院し、仁美と高志が一時滞在する栗木の家にも平成一八年の元旦がやって来ました。

何事もなかったかのように、新年を祝う分厚い新聞がとどけられ、年賀状が配達されてきました。年賀状を手にすると、そのほとんどが「今年もまた良い年でありますように」と書かれていました。

なかには、「お孫さんが誕生され、皆様お喜びのことと存じます」という文面の年賀状もありました。栗木たちが「初孫が誕生します」と書いた年賀状を早々に投函していたものですから、正月三日以後の年賀状には、ことに初孫の出産を祝う言葉が多くつづられていました。

年賀状だけではありません。道で会う近所の人たちからも明るく声をかけられました。

「もう生まれましたか。おめでとうございます」

栗木と恭子は人に会うのが辛く、できるだけ郵便局やスーパーマーケットに行くのをひかえました。

バスの停留所でも、いつもの友人に会いはしまいかと不安でした。これまで気づかなかったことですが、明るく声をかけられるだけで傷つく人もいるということを、栗木たちは知りました。

しかし、ここは耐えなければなりません。人の噂《うわさ》や憶測をいちいち気にしているときではありません。

そんなことよりも、今は初孫の無事を祈るときではないか。自分たちの生活の一切を投げ捨ててでも、美香ちゃんの命と、仁美の家庭がこわれないように守り抜くこと。それこそが今、自分たちのやるべきことではないか——。

悲しみのどん底のなか、栗木たちはそう考えました。

しかし、そうした強い気持ちを持ちつづけることはむずかしいことでした。

透明のケースの中で目を閉じてぐったりしていた孫の姿。サイレンの音とともに雨の中に遠ざかって行った救急車。その直後に、「脳に障害が残る」と明言して去って行った鱒水医師の後姿。そして、そうした話を夫の高志から聞き、病室のベッドの上で泣きくずれた仁美の涙など、さまざまな光景が脳裏《のうり》に去来し、苦しい日がつづきました。

第二章　医師との面談

1　不自然な話

「臍帯がポロリ千切れた」

事故がおこったとき、浅田仁美のそばにいたのは高齢の助産師一人だったといいます。

〈なぜ医者がいなかったのか〉

〈看護師はどこに行ってたのだろう〉

一月一〇日の夜、栗木三郎はクリニックに行き、医師の話を聞くことにしました。

栗木が予約した時間にクリニックに行くと、鱒水英男医師が白衣を着て、まぶしいくらい明るい診察室の中でカルテを見ながら座っていました。生け垣がつづく閑静な住宅地の中にある瀟洒《しょうしゃ》な建物にふさわしく、診察室もモダンなデザインでした。オルゴールがかなでる静かなクラシック風の音楽が流れていました。

ひと通りの挨拶をかわしたあと、孫の出産について栗木が質問しようとすると、鱒水医師はその言葉をさえぎって、

「その前に報告しておきたいことがあります。実はですね、浅田さんの分娩をお手伝い

した森田助産師に確認したところ、臍帯がポロリ千切れたことが判明しました」

「ポロリ千切れた？」

事故当日の夜に言わなかったことを鱒水医師が話しはじめたので、栗木は耳をそばだてました。

鱒水医師は数枚のポラロイド写真を取り出し、トランプのカードを見るような仕草をしながら説明をつづけました。

「実はですね、この写真からも明らかなように、胎盤《たいばん》を出すときに臍帯がポロリっと千切れましてね」

「胎盤を出すとき？」

「ええ。赤ちゃんが生まれたあと、数分してから胎盤を片づけますけど、そのときに臍帯がポロンと取れちゃったんです」

わかったような、わからないような話です。「出産後」という点では朗報に聞こえます。しかし、「ポロリ」とか「ポロン」などと言われると、やはり駄目かと絶望的な気持ちになってしまいます。

事故当日の説明とは明らかに違った説明でした。しかし、どこがどう違っているのか判然としないまま、その日の面談は終わってしまいました。

森田助産師に電話

〈しかし、それにしても、なぜ説明が変わったのだろうか〉

鱒水クリニックを訪問したあと、栗木の心に残ったのはこの疑問でした。「臍帯が圧迫された」と「ポロリ千切れた」では大変な違いです。

栗木は鱒水クリニックの事務員から電話番号を聞き出し、仁美の分娩に立ち合った森田助産師の家に電話をかけてみました。鱒水医師と会った翌日の夕方のことです。

その日もあいかわらず寒い日で、小雪が居間の窓からもれる光の中で舞っていました。

栗木がていねいにお礼を述べたあと、細心の注意を払いながら、

「もしかして臍帯が取れたとか……何かあったんでしょうか」

と、遠まわしに——医師からそういう話を聞いたとは言わずに——切り出すと、意外な言葉が返ってきました。

「いいえ。取れてはいませんでしたよ」

電話に出てきた森田助産師は、はっきりした声の持ち主でした。

「千切れていなかったんですか」

「はい。胎盤の処理をしたのは私です。臍帯に変わったところはありませんでした」

森田助産師の言葉は、なんの逡巡《しゅんじゅん》もないものでした。彼女は、きっぱりと次のようにも言いました。

「臍帯を切ったのは私です。臍帯を切るのが私の仕事ですから」

再度の面談

一月二〇日。仁美の一カ月検診の日を利用して、浅田高志たちと鱒水医師との面談が実現することになりました。

鱒水医師が大きな机にむかって座り、入り口の側におかれた背のない椅子に高志と仁美が腰かけ、そこから少しはなれた長椅子のところで恭子が心配そうに見守るなか、その日の面談が始まりました。

栗木はすでにいちど面会していることでもあり、過度に疑い深い感じを与えてもよくないとの判断から、自宅で待機することにしました。

当日の鱒水医師との面談内容は、すべてボイスレコーダーに記録されています。

（1）薬の投与について

仁美　あのときの薬は何だったんですか。説明がなく、飲んでくださいと言われました。

医師　説明しました。痛みをつけるための薬です。陣痛がまったく進んでいない。これを微弱陣痛といいまして、このままではいくらたっても産めない。そのために、これで痛みをつけますよと言って、飲んでもらいました。

仁美　看護師さんが言ったんですか。

医師　私が言いました。
仁美　いつですか。
医師　一〇時三〇分です。
仁美　一〇時三〇分？
医師　はい。私が病室で問診しました。

（２）証拠写真について

（医師が手にしていた、臍帯が正常に見える一枚のポラロイド写真を指差しながら）
恭子　この写真、臍《へそ》の緒《お》が千切れているようには見えないんですけど、どこが千切れているんですか。
医師　臍の緒が取れた後です。
恭子　えっ、取れているんですか。
医師　はい。この辺で千切れて……。
恭子　……？
医師　ここの二叉が、ここではずれていますけど、近くにくっつけて元にもどし……（声が小さく、録音が聞き取れない）……だけど、これは臍の緒の根元が写ってないので……。
恭子　よくわかりませんね。

（別のポラロイド写真を見せながら）

医師　こちらの写真を見てください。これだと、臍帯が千切れているのがよくわかります。

恭子　……。

医師　ここが千切れています。

仁美　この写真、先生が撮《と》ったんですか。

医師　はい。異常だからです。証拠といっては何ですが、ポラロイドカメラで分娩直後に五枚とも私が撮りました。

疑念が生じる

当日夜の鱒水医師の説明、そしてその後おこなわれた二度の面談によって、高志たちの心中に疑念が生じることになりました。

第一に、「臍帯がポロリ千切れた」という一件ですが、どう考えてもとうとつな話です。事故当日の夜の説明では、そういう話はまったくありませんでした。鱒水医師がわざわざ臍帯が千切れていない図を描いて（本書一三頁の図1）、

「木の根っこが浮き上がっていたようなものだ」

と言っていたのが思い出されます。

ポロリ千切れたという話が本当ならば、事故当日の夜、鱒水医師と面談したときには、

すでに臍帯が千切れた状態になっていたはずです。ところが、当日の夜、鱒水医師は「臍帯が千切れていた」とか「取れていた」とは一言も説明していませんでした。

いや、それよりも何よりも、ずうっと分娩に立ち合い、胎盤の片づけをした森田助産師自身が、

「臍帯は千切れていませんでした。臍帯を切ったのは私です」

と、電話で明言していたではありませんか。仮に臍帯がポロリ千切れたというのが本当ならば、ベテランの助産師がそんな言い方をするはずがありません。また、そんなに重要な事実を、医者に一言も報告せず、ベテランの助産師が帰宅するなどということがありうるでしょうか。

鱒水医師の話では、助産師から報告をうけたのは後日だったといいます。

どう考えても不自然な話です。

不自然といえば、もう一つ、腑《ふ》に落ちないことがありました。それは「証拠写真」の一件です。

鱒水医師はたしかにポラロイド写真を手にしていました。しかし、事故当日の夜も、一カ月後の面談時にも、鱒水医師は写真をチラつかせるだけでした。

「証拠といっては何ですが」

などと言いながら、あいまいな説明に終始していただけです。まったく不自然な話です。

それに、「証拠といっては何ですが」などという言い方は、ドラマか何かで警察官が容疑者を追いつめるときに使う決まり文句です。そんな言葉を医者が、しかも悲しみにくれている家族にむかってくり返し口にするなんて、信じられない話でした。

写真はレントゲンの画像などとともに、患者に症状を説明する貴重な資料です。その貴重な資料を手にして、たとえば外科医が患者にむかって「あなたは癌《がん》にかかっています。証拠といっては何ですが、ここにレントゲン写真があります」などと言うでしょうか。どう考えても不自然です。

2　出元明美さんとの出会い

白い錠剤

「不自然なことが多すぎる」

栗木がいくつかの疑問点を口にすると、妻の恭子も同感だと言いました。

「不自然といえば、私も気になって仕方がないことがあるわ。仁美はやはり陣痛促進剤（巻末注2）を飲まされたんじゃないかしら」

「陣痛促進剤？」

「ええ。今回の面談で、先生は痛みをつける薬を飲ませたと言ってますけど、痛みをつけるとは、やはり陣痛促進剤のことだと思うわ」

「……」

「おぼえてる？　事故当日の夜、鱒水先生との面談のときに私が聞きましたよね。先生は、はっきり答えてくれませんでしたけど、あれはやはり」

栗木は、当日夜の面談のときのことを思い出してハッとなりました。

臍帯卵膜付着については饒舌《じょうぜつ》であった鱒水医師が、「あの白い錠剤は何だったんですか」と聞く恭子の質問に言葉をつまらせたのを思い出したからです。

あのとき、栗木は臍帯卵膜付着のことに気をとられ、恭子の質問の意味が理解できませんでした。そのため、栗木は、言葉をつまらせた鱒水医師に気づかって恭子の質問を目で制止したほどです。

しかし、よく考えてみると、恭子の質問を制したのはあまりにもお人好し過ぎたことになります。

市民運動の存在

鱒水医師との再度の面談が実現した数日後、高志がパソコンで調べていると、「陣痛促進剤による被害を考える会」（代表出元明美《でもとあけみ》）というサイトを見つけました。同会の設立目的は、「陣痛促進剤の使用による悲惨な事故をなくし、安全なお産の実現を目指す」というもので、その活動内容については次のように記されていました。

1　医療側に対して陣痛促進剤の安易な使用がないように警鐘を鳴らす。

2　産む側に、陣痛促進剤の危険性や副作用について正しい情報を提供する。

3　陣痛促進剤の使用状況や被害の実態を調査し、社会に公表する。

4　陣痛促進剤の添付文書の改訂等について厚生労働省に働きかけをおこなう。

高志はサイトを読み、このような市民運動——非行政的、非営利的な市民の運動——が組織化されなければならないほど、陣痛促進剤は危険な薬なのかと驚きました。

「これを見てください。その会を立ち上げたのは、この出元明美さんとおっしゃる方です」

Q西部病院に入院している美香ちゃんに会いに行っての帰り道、高志が出元さんのホームページのコピーを持参し、栗木の家に立ち寄りました。

恭子との会話です。

「その方も事故にあわれたの」

「はい。二〇年くらい前のことだそうですが、やはり出産のときに事故にあわれています」

「赤ちゃんは助かったのかしら」

「いいえ。一歳八カ月のときに」

「……」

「このホームページによれば、出元さんは陣痛促進剤が使用されたことに疑問をもち、自分で勉強しながら裁判を始めたそうです。そして、その戦いのなかで全国に数多くの被害者がいることを知り、会を立ち上げたとあります」

「強い方ね」

「現在ではその会員数が二〇〇名をこえているといいます」

「皆さん、被害者の方かしら」

「ええ、大半は陣痛促進剤の被害者だと思います。しかし、そのほかに産婦人科の先生や小児科の先生、助産師、看護師などの医療関係者などが参加しているそうです」

「被害者以外の方も会員になっているのね」

「テレビや新聞などのマスコミ関係者、フリーライター、弁護士、大学の先生なども参加しています」

温かい言葉

高志はさっそく出元明美さんにメールを送ってみました。すると、出元さんからすぐに返信がとどきました。

「奥さんのご出産で、お子さんが被害にあわれたとのこと、とても悲しく辛いことです。できるかぎりのことは協力させていただきます」

事故以来、高志たちがうけたもっとも温かい言葉でした。

まさに孤軍奮闘のなか、出元さんに出会えたことは幸運でした。出元さんとの出会いによって、高志たちは、美香ちゃんの事故が陣痛促進剤によって引き起こされた可能性があることを知りました。

出元さんのメールには「大変でしょうが、事故の原因を解明するためにも、できるだけ早く事実経過を記録することをおすすめします」と書かれていました。あの日のことを思い出すことは辛いことでした。とくに仁美にそれを聞くのは、耐えがたいことでした。しかし、どうしてもやらなければなりません。

事実経過の整理については、予備校をなかば退職し時間的に余裕のある栗木三郎が担当することになりました。

栗木は仁美と恭子の話を何度かにわけて聞き、あの日に何がおきたかを整理し、次のような詳細なメモを作成しました。

1　出産予定日の前日、午前六時。仁美、鱒水クリニックに到着。高志と恭子が付きそう。

2　午前七時三〇分頃に陣痛が消える。高志、出勤。

3　午前一〇時過ぎには陣痛がすっかり止まり、「いちど帰宅しようか」と、恭子と仁美が話し合う。ちょうどそこへ鱒水医師がやって来る――。（等々、以下略）

3　信頼関係の破綻

態度を一変させた医師

栗木が作成したメモ「入院当日の事実経過」ができあがった数日後、高志と仁美と恭子が、ふたたび鱒水クリニックを訪れました。

この訪問は前回の面談時に確約されていたもので、森田助産師と会って詳しい話を聞くのが目的でした。

したがって、その日も、高志たちは「ていねいな言葉で接すること」「対立関係に発展させないこと」などを心にとめて、冷静に話し合おうと考えていました。ところが、いざそのときになってみると、鱒水医師が立ち合いたいと頑強に主張したため、面談は冒頭から険悪なものになってしまいました。

「今日は森田さんとお話をさせてください」

「いや、院長の私をさしおいて助産師と面談することは認められません」

鱒水医師はこれまでの態度を一変させ、頑《がん》としてゆずろうとはしませんでした。

しばらく押し問答が続きましたが、今後のこともあり、これ以上、話をこじらせてもよくないとの判断から、高志たちは森田助産師との個別面談をあきらめました。

ボイスレコーダーの記録

しかし、だからといって黙って引き下がるわけにもいきません。形ばかりの「三者面談」が終わって森田助産師が帰宅したあと、高志は鱒水医師に面談を申し入れました。

「先生、お聞きしたいことがあるんですが」

「まだ何かありますか」

鱒水医師はあきらかに不機嫌な表情をして、そう言いました。

そのときのやり取りもボイスレコーダーに記録されています。

（1）「臍帯がポロリ千切れた」について

高志　先日のお父さんへの説明では、臍帯がポロリ千切れたということなんですが、助産師の森田さんが、引っ張ったときに千切れたんですか。

医師　はい。翌日、いや翌々日だったかな、森田に確認してわかりました。

高志　森田さんがポロリ千切れたと言ったんですか。

医師　はい。森田に聞くと、軽く引っ張っただけということでした。

高志　軽く引っ張っただけ？　森田さんがおっしゃったのは、軽く引っ張っただけということですか。千切れたとは言わなかったんですか。

医師　いや……軽く引っ張って千切れたということは、つまり臍帯血管の二本のうち一本だけ千切れて、もう一本はなんとか皮一枚でくっついていて、あとから千切れたかもしれないし、二本ともくっついてて、胎盤が出る前に、出す操作で二本が同時に千切れたかもしれない。

高志　でも、そういう話って、出産日の夜には出ていませんでしたよね。

医師　お父さんに説明しました。

高志　いや、それは三週間後のことでしょう。それまでは説明がありませんでした。それに、そんなに重要な情報をどうして僕に説明してくれなかったのですか。

医師　はい？

高志　親の僕にまず説明してほしかった。出産の翌日または翌々日に判明したのであれば、僕はそのときまだ入院中の妻の付きそいで、このクリニックにいました。

医師　……。

高志　そのことは、先生もよくご存知じゃないですか。

医師　……。

高志　先生のすぐ近くにいたのに、どうしてそんなに重要な情報を、僕に知らせていただけなかったんですか。

（2）臍帯は本当に千切れていたのか

高志　実は助産師の森田さんの話では、臍帯は千切れていなかったということです。お母さん、そうですよね。

恭子　はい。森田さんの話では、臍帯は千切れていなかった、切ったのは私です、ということでした。ああ、千切れてなくてよかったと思ったので、はっきりおぼえています。（涙声）

医師　それは、あのう……胎児の側といいますか、赤ちゃんと臍の緒を切りはなしたという意味じゃないですか。取り上げた人が、赤ちゃんの臍の緒を切って、クリップして赤ちゃんを取り上げるわけですから。私が言ってるのは母体側の話ですよ。臍帯卵膜付着というものは、先日も説明しましたように。

恭子　いいえ、森田さんは切れていなかったと言いました。そうおっしゃいました。

医師　……。

恭子　母体側にしろ、もしポロリ千切れたのであれば、大変なことです。ベテランの助産師さんが、千切れていませんでした、切ったのは私ですなんて、そんなことを言うはずがありません……。（泣きくずれる）

医師　しかし、ポラロイド写真があります。臍帯がポロリ千切れていたことは、れっきとした事実です。

カルテの入手

この日、高志たちは鱒水クリニックのカルテを入手しました。

鱒水医師は最初、「今日は忙しいので、またにしてくれ」などと嫌がっていましたが、高志の毅然とした態度に押され、二、三〇分のやりとりのあと、しぶしぶカルテの開示に同意するにいたりました。

高志たちがカルテの入手に成功した背景には、「遠慮しながらカルテの開示を求めるのではなく、患者の当然の権利として請求するようにしてください」という出元明美さんのアドバイスがありました。

高志たちがカルテの複写を終わり、帰ろうとすると、鱒水医師が言いました。

「今後とも当院に来るときには本人だけでお願いします。遠い親戚の方だとか、知り合いの医者とか、代理人と称する人の来院はご遠慮いただきます」

驚く高志たちに、鱒水医師は付け加えました。

「そういうことがよくありますので、念のために申し上げておきます」

4　二つの疑問

テープおこし

テープおこしは、時間的に余裕のある栗木が担当することになりました。

時間を要する作業でしたが、ボイスレコーダーでこっそりとった録音のテープおこしをやってみると、鱒水医師の説明には不自然な点が多いことがあらためて判明しました。何度も鱒水医師の言葉を聞き返し、それを念入りに文字化していく作業を進めていると、微妙な言いまわし、逡巡《しゅんじゅん》した表現のかげにひそむ不自然さが手に取るようにわかるものです。

たとえば、鱒水医師は「森田助産師が臍帯を引っ張ったときに千切れた」と言っていますが、森田助産師が本当にそう言ったかどうかはあいまいなところがあります。森田助産師が言ったのは「軽く引っ張った」ということだけで、「千切れた」とは言っていない可能性が大です。いや、そんなことよりも、そもそもそんな重要なことを翌々日に確認したということ自体が不自然な話です。

しかも、鱒水医師はわざわざ、

「臍帯血管の二本のうち一本だけ千切れて、もう一本はなんとか皮一枚でくっついていて、あとから千切れたかもしれないし、二本ともくっついてて、胎盤が出る前に、出す操作で二本が同時に千切れたかもしれない」

などと語っていますが、まるでお腹の中が見えたように話すその口ぶりにも不自然さが感じられます。

第一、分娩直前に臍帯血管が一本だけでも千切れていたら一大事です。大量出血が生じ、分娩室が大変なことになったのではないでしょうか。しかし、大量出血が生じたという話は聞いていていません。

また、鱒水医師は「ポロリ千切れた」とか「ポロンと取れた」という言葉をくり返していますが、これまた不自然な感じがしないでもありません。

森田助産師がそう言ったというのならともかく、テープをよく聞くと、それは鱒水医師自身の言葉であることがわかります。見てもいないことを、擬音語まで入れて誇張して語るその口ぶりには、作為のようなものが感じられました。

つのる不信感

なぜわざわざ、「ポロリ」とか「ポロン」などと強調するのか。

いったん疑問をいだきはじめると、不信感は際限なく広がります。

とりわけ不審に思われたのは、面談がいつも鱒水医師だけでおこなわれている点でした。当日夜の面談時にも、数日後の面談時にも、そして一カ月検診時の面談時にも、分娩に直接たずさわった看護師や助産師の参加がありませんでした。

〈なぜ医者だけで対応しようとするのか〉

鱒水医師は関係者を入れての面談を意図的にさけているようなところがあり、それが高志たちの不信感を増幅させせました。

また、鱒水医師は、それが癖なのか、大事なことを話すときにもときどき、人を見下したように鼻先を「フ、フン」と、軽くふるわせて目と口元を少し笑った感じにさせますが、高志たちには、そうした仕草までもが何か不自然で不誠実なことのように思われて、しかたありませんでした。

不自然さの背後にあるもの

この美香ちゃんの事故はやがて提訴され、長い戦いがつづくことになります。その間、高志たちの戦いを支えたものは何か。

それはいうまでもなく、「どんなことをしてでも美香の命と、自分たちの家庭を守らなければならない」という強い思いでした。この強い思いなくして、その後の高志たちの戦いを考えることはできません。

しかし、もう一つ、高志たちの戦いを支えたものがあります。

それは真相を明らかにするためには、鱒水医師の説明の不自然さの背後にあるものを何としてでも解明しなければならないという、強い決意、執着心のようなものでした。

1　鱒水医師は、なぜ「出産後、臍帯がポロリ千切れた」などと言うのか？

2　鱒水医師は、なぜ「証拠写真といっては何ですが」などという言い方をするのか？

そのくせ、写真の中身を詳しく説明しようとしないのはなぜか？

高志たち、とくに栗木は右の二点にこだわりました。そして、〈この二つの疑問を解き明かしていけば、鱒水医師が何を隠そうとしているのかが、おのずと判明するに違いない〉

と考えました。

雪の中の地蔵

しかし、いくら執念を燃やしても動かせないものがありました。それは美香ちゃんの容態です。

正月を過ぎ、二月になっても美香ちゃんの容態はよくなりませんでした。とくに悲しかったのは、検査の結果、脳に異常が発見されたことです。Q西部病院の医師の所見では、出産の直前と直後しばらくの間、美香ちゃんの脳に酸素が送られていなかった可能性があるということでした。

美香ちゃんのただならぬ容態に、仁美たちはあらためて事故の大きさを思い知らされました。

その後、とくに仁美は美香ちゃんのことが心配で何事も手につかず、泣き暮らす日がつづいていました。夜、息をするのも苦しく、悪夢にうなされ、熟睡することができませんでした。このままでは仁美の精神状態がもたないのではないかと、高志は心配しました。

しかし、じっと耐えて職場の仕事や日常生活の一つ一つをこなしていくほか、どうするすべもありませんでした。

鱒水医師との面談によって、カルテの入手など、いくつかの進展が見られたのは事実です。また、出元明美さんと知り合い、自分たちの苦しみを親身《しんみ》になって聞いてくれる人がこの世に一人できただけでも、大きな前進といえました。しかし、いくら気丈にふるまったところで、美香ちゃんの容態が良くなるというわけではありませんでした。

美香ちゃんの一日も早い快復を祈り、栗木と恭子は朝早く起きて身を切るような寒さの中、近くの神社に毎日参拝しました。雪で凍《い》てつく小道を登っていると、もしかしたら自分たちの心がけしだいで、あるいは奇跡がおきるかもしれないと思うことがありました。

数年前におぼえた般若心経《はんにゃしんぎょう》を小声でとなえながら、栗木たちは近くのお寺にもお参りしました。

本堂につづく参道には地蔵さんが並んでいましたが、誰が参るのか、栗木たちが訪れるよりも先に、その雪の中の地蔵さんにミカンがそなえられている日もありました。

しんしんと
積もる嘆きに積もる雪

第三章　陣痛促進剤

1　見えてきた真実

カルテを読む

カルテの解読は浅田高志と栗木三郎が中心になっておこないました。

しかし、カルテと一口にいいますが、その中身は複雑でした。

くり返し見ているうちに、診療記録、看護記録、助産記録など、全部で五〇頁ほどあることがわかりました。どの記録が重要であるかを見きわめる必要がありましたが、最初から見当をつけることは不可能でした。

理解できないところを飛ばしながら高志たちが読み進めていくと、鱒水英男医師が記載した箇所には、乱雑に書かれた日本語の間に英語や記号で記した医学用語が数多く見られ、その内容を一読で把握することは困難でした。

カルテの改竄

しかし、意志あれば道ありといいます。カルテをただ漫然と見ているだけでは何もわかりませんが、「石にかじりついても読んでやる」という覚悟でのぞむと、道はおのずと開けるものです。

まず、カルテの改竄《かいざん》が明らかになりました。

1　当初、鱒水医師は「臍帯圧迫。臍帯細い！」と、わざわざ感嘆符をつけて書いていました。

2　ところが、あとで「分娩中に臍帯切断」と変更し、

3　最後に「胎盤娩出時に臍帯切断」と再変更しています。

なぜ、鱒水医師は1→2→3へとカルテの記載を変更したのか。とりわけ、3は「出産後、胎盤を片づけるときに臍帯が千切れた」という意味だと思われますが、なぜそんなことが最初からわからなかったのか。なぜ「出産後」か。「分娩中」という記載を撤回したのはなぜか。その理由は不明でした。

衝撃的な事実

さらに、衝撃的な三つの事実が明らかになりました。

（1）マイリス注射

まず驚いたのは、通院中にマイリスの注射がおこなわれていることでした。マイリスは子宮頸管《けいかん》熟化剤とも呼ばれますが、明らかに分娩誘発剤の一種です。

出産予定日の二週間も前に「small for date だが、早く産ませた方が better か?」と書かれ、そのあと「マイリス 200g ＋ 5%TZ20ml」という記載が、ほぼ一日おきに五回も登場します。

（2）プロスタルモンの投与

入院してからのカルテにはもっと衝撃的なことが書かれていました。

「10:30 ROM:not yet, プロスタ 6T 増 」

ROM の意味はわかりませんでしたが、「プロスタ」とはプロスタルモンのこと、「6T」とは六錠のことだと思われます。

午前一〇時三〇分の時点で、陣痛促進剤を六錠投与することが決定されたようです。プロスタルモンはマイリスよりも格段に危険度の高い劇薬です。

プロスタルモンについての記載は、その後、診療録から消えて看護記録に移りますが、その単語を追っていくと、約一時間ごとに四回投与されていることが判明しました。

10:30　プロスタルモンE投与①
11:30　プロスタルモンE投与②
12:30　プロスタルモンE投与③
13:30　プロスタルモンE投与④

（3）分娩監視体制の不備

カルテを読み進めていくと分娩監視体制の不備も明らかになりました。

まず、プロスタルモンが三錠投与された三時間余、ずうっとモニターが装着されていません。その後、四錠目の投与のとき一時装着されますが、それもやがて取りはずされています。

その結果、分娩室に入って再度　モニターを装着したときには、美香ちゃんがすでに手遅れの状態になっていたことが、素人目にもわかりました。

分娩室に移動する一時間前にとった記録（図2a）と、分娩室でとった記録（図2b）をくらべてください。

図2aは、心拍数が一四〇～一三〇前後に集まっており、生き生きとした波形になっています。しか

図2　胎児の心拍曲線

a　分娩室入室約1時間前

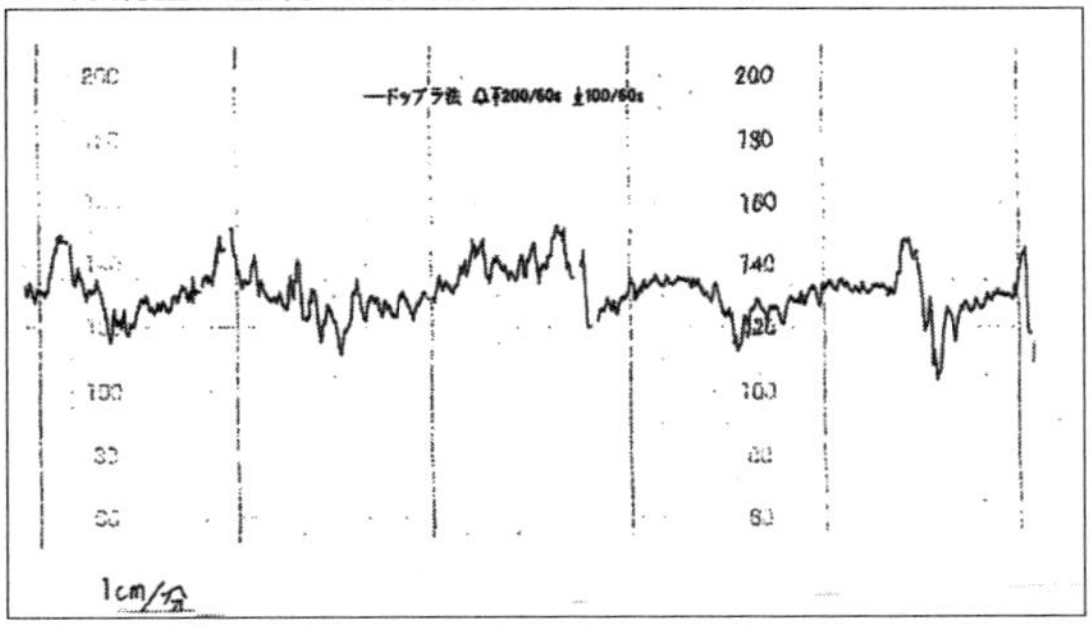

b　分娩室入室後

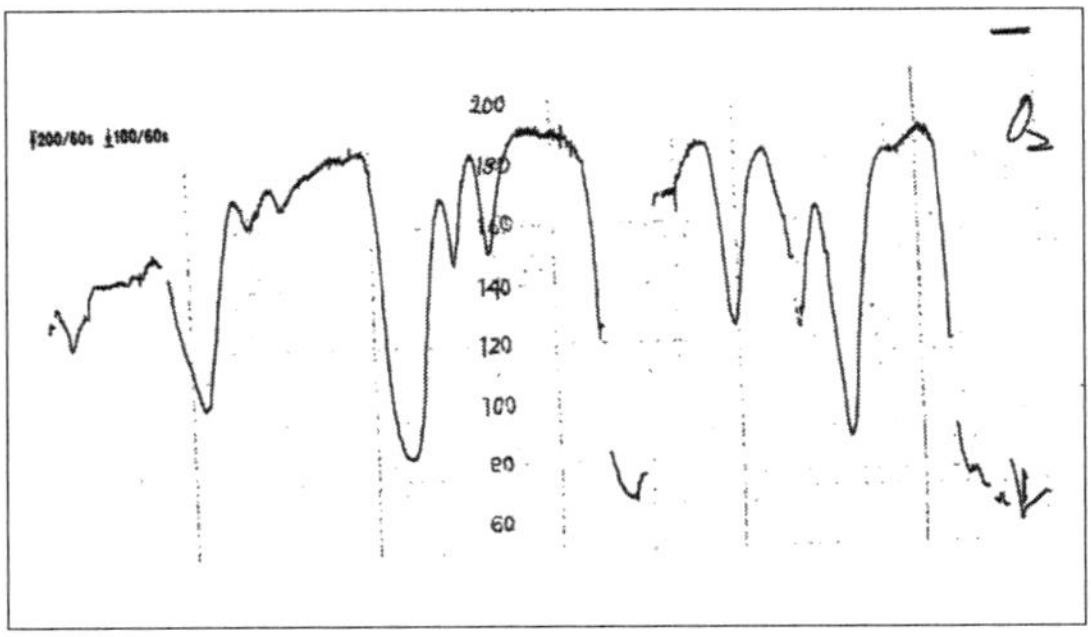

し、図２bは、勢いのない波形が二〇〇（頻脈《ひんみゃく》）～七〇（徐脈《じょみゃく》）の間を大きく変動し、しかもそれが刻一刻と悪化して、最後には美香ちゃんが力尽きてしまうようすを映し出しています。

２　運命の宣告

梅の花が咲く頃

Ｑ西部病院に入院した美香ちゃんは、病院の庭に梅の花が咲きはじめた三月六日、新生児室から一般の小児科病棟に移り、面会時間が午前一一時から午後七時まで認められるようになりました。

ついで三月一四日。病院から美香ちゃんの症状について説明がありました。仁美と高志を診察室に呼び、主治医の美馬清志《みまきよし》医師が所見を述べました。美馬医師は小児科の先生です。

「断層撮影ＭＲＩによりますと、脳の中心部に病変が認められます」

「……」

「お腹の中で短期間、強い酸欠になったと思われます」

「……」

「こういう赤ちゃんは、個人差が大きいのですが、二つの面で後遺症が出る可能性を否定できません。運動面でいうと、脳性まひのため手足が不自由になる可能性があります。知能面では、いわゆる知恵おくれになるかもしれません」

覚悟はしていましたが、脳性まひとか知恵おくれという言葉を聞き、仁美は涙ぐみました。

「現在、ミルクが飲めませんが、これは運動面での障害がおきていることを示しています。また、美香ちゃんはほとんど笑いませんが、これは知能面での障害をあらわしていると考えられます」

三カ月前、美香ちゃんが入院した直後の検査では、今の話と異なり、「後遺症の程度は不明で、障害がどういうかたちで出るかはまだ何とも言えない」ということでした。だから、仁美たちは望みを失っていませんでした。

「手足が多少不自由になっても、知能さえあれば大丈夫だ」

「少しくらい知恵おくれの子であっても、手足が使えれば何とかなる」

仁美と高志は、この三カ月近くの間、たがいに励まし合いながらやってきました。しかし、今、そのわずかな望みが絶たれたのです。

二人が声を失っていると、美馬医師から今後のことについて話がありました。

「美香ちゃんの将来像について、今はっきり言うことはできませんが、現在の時点で大切なことは、残っている脳が少しでも回復するように、よい刺激を与えてあげることです」

「……」

「できれば、お母さんやお父さんといっしょに、自宅で過ごすのがいちばん良いことだと思います」

きびしい運命の宣告でした。しかし、信頼している美馬医師の言葉です。ここは耐えなければなりません。

そのときのナースの看護記録にはこう書かれています。

「母、途中から涙ぐまれ、この子のためには家に帰るのがいいと思われた様子」

「母、夜遅くまで、話しかけたり、プレールームに赤ちゃんをつれて行ったりしていた」

初めての泣き声

その一週間後の春分の日。仁美と恭子が付きそっていると、美香ちゃんが突然泣き声を出しました。ナースが飛んで来て、痰《たん》の吸引を始めましたが、美香ちゃんは泣き止みませんでした。

「苦しくて泣いているんですよ」

ナースはそう言いました。しかし、生後三カ月、美香ちゃんの初めての泣き声です。仁美と恭子はうれしくてたまりませんでした。うれしさのあまり涙がとまらず、美香ちゃんといっしょに泣いてしまいました。

〈リハビリの先生の指導で、毎日欠かさず顔のマッサージをしたのがよかったのだろうか〉

〈美香はだんだん良くなるかもしれない〉

美香ちゃんの泣き声に聞き入りながら、ふとそんな思いが仁美と恭子の心をよぎりました。

退院にむけて

「お母さんもいろいろ練習しましょうね」

ナースに励まされながら、仁美は退院にむけて、吸引器で痰を取ったりカテーテルでミルクを鼻から入れたりする練習につとめました。

なかでも鼻からミルクを入れる練習は大変でした。

美香ちゃんの命綱ともいうべきミルクの注入は、三時間おきにしなければなりません。注入時間は一回四〇分くらいで、管を使ってミルクを鼻から入れます。病院では、その注入のことを「食事をする」と呼んでいました。

仁美は、鼻からミルクを入れるのは一時的なことだと思っていました。

ところが、ある日、ナースが「家に帰ってからもがんばってね」と言ったので、不思議に思い、

「これからも鼻からミルクを入れるのですか」

と聞くと、あいまいな返事しか返ってきませんでした。
仁美と高志は、美香ちゃんが家に帰る頃には普通の赤ちゃんと同じように口からミルクを飲むようになるものと思っていましたので、大きな衝撃をうけました。

小さな命

仁美は病院に泊まり、退院にむけて練習にはげみました。
今まで昼間しか美香ちゃんを見ることができませんでしたので、こうして二四時間、美香ちゃんに付きそえることはうれしいことでした。しかし、二四時間そばにいると、少し泣き声を出すようになったとはいえ、美香ちゃんの症状が思ったよりもずっと深刻であることがわかってきました。

美香ちゃんの小さい足につけられた酸素濃度と脈拍のようすを調べるモニターの音が、昼も夜も、薬品のにおいがする部屋にひびいていました。しかも、そのモニターの表示が目まぐるしく変化するので、仁美は気になって夜も眠れませんでした。一晩中、一睡《いっすい》もできない日もありました。苦しい毎日でした。

少しの風にも消え入りそうな美香ちゃんの命。この小さなローソクの炎をなんとか守らなければ、と思ういっぽう、美香ちゃんが苦しそうに呼吸する姿を見ていると、仁美はときどき思うことがありました。

〈美香にとって、生きることはとても苦しいことではないのか〉

〈死んだほうが、幸せなのかもしれない〉

その胸の内を母の恭子と語り合い、美香ちゃんのベッドのそばで二人いっしょに泣いたことがあるといいます。

3 衝動にかられて

鱒水医師から手紙

そうしたなか、季節は、さまざまな生命がよみがえる百花《ひゃっか》繚乱《りょうらん》の四月下旬を迎えようとしていました。

美香ちゃんに美馬医師から「運命の宣告」がなされた日以来、栗木は体調をくずし、寝室に閉じこもる日がつづいていました。

〈初孫が脳性まひ……〉

〈仁美や高志くんは、やっていけるのだろうか〉

栗木の心には次から次へと悲観的な考えが頭をもたげ、苦しい夜がつづきました。

そんなある日、栗木のもとに手紙がとどきました。鱒水英男医師からの手紙です。栗木の神経を逆《さか》なでするような手紙でした。

なぜ鱒水医師が栗木に手紙を寄こしたのか。その真意は不明でした。しかし、それは森田助産師に電話するなど、栗木がただちに行動を開始したことと無関係とは思えませんでした。栗木の動きに不安を感じ、防御線を固めるために手紙を寄こしたものと思われます。

その手紙の内容は「写真で示したように臍帯卵膜付着が存在し、それが予期せぬ事故につながった」とするもので、あれこれ釈明している点にその特徴がありました。

時間をかけて検討したと見え、文面は幾分まとまったものでした。しかし、その手紙には、「誠心誠意」と書くべきところを「精神誠意」と書いてあり、さらに、

「私は患者の立場に立ち、また自分の身内だったらどうするかを考え、常に最善の医療をするように心がけています。浅田仁美様と同様の状態になった場合、自分の身内にもまったく同じ処置をしていたと思います」

と書かれていました。そのうえ、

「カルテの改竄《かいざん》は一切おこなっておりませんことを申しそえます」

といったようなことまで書かれており、なかば居直《いなお》った感じを随所ににじませたものでした。

〈自分の身内にも同じ処置をするだと〉

〈よくもまあ、そんな嘘がしゃあしゃあと言えたものだ〉
栗木は心の底から憤《いきどお》りをおぼえました。

内容証明郵便

栗木は鱒水クリニックの近くにある郵便局まで行き、内容証明郵便を出すことにしました。

「あなたの文書（日付不詳）を拝読し、あらためて失望を禁じえませんでした。あなたの文書には、（1）なぜ陣痛誘発・促進をあえて行わなければならなかったのか、（2）監視・医療体制の不備はなぜ生じたのか、等々に関して明確な回答がありません。到底納得することができませんので、今後とも、さらなる説明責任を果たされ、地域社会に対する医師としての責任を全うされるよう希望します」

栗木がわざわざ鱒水クリニックの近くの郵便局まで行ったのには理由があります。鱒水クリニックの近くの郵便局から、局員が文面の一字一句を点検し、字数まで確認した内容証明郵便を送りつければ、心理的効果は大きいだろうと考えたからです。また、書面中「地域社会に対する医師の責任」ということを強調しておいたのも、同様、少しは心理的圧力になるだろうと計算したからでした。

〈先生、先生と呼ばれて、いい気になっている医者に、これで一泡《ひとあわ》ふかせることができる〉

栗木はそう考えました。しかし、あわてる鱒水医師の姿を想像して、一矢むくいたという気持ちになれたのは、ほんの数日だけでした。しばらくすると、栗木は無分別なことをしてしまったという後悔の念にかられるようになりました。

相談できる弁護士がまだ決まっていない段階で、内容証明郵便を送りつけたのはまずかったかもしれない。栗木は自分のしたことが、途方もなく軽率で、何かむなしい鬱憤《うっぷん》晴らしの域を出ない行為に思われてしかたありませんでした。

4　危険な薬

つつじの花が咲く頃

Q西部病院の庭に白いつつじの花が咲きはじめた五月二日。美香ちゃんは退院し、マンションでの家族三人の生活が始まりました。

祖母の恭子も週末以外は美香ちゃんの介護に加わりましたから、正確には家族四人の生活が始まったといえます。

待ちに待った退院でした。

電車で数時間かかる遠方に住む高志の両親も、毎日近くの神社にお参りしたり、山あいの村まで足をはこんで祈祷師《きとうし》にお祈りしてもらったりしながら、一日も早い美香ちゃんの退院を待ち望んでいました。病気の子には蒸留水がいいと聞き、美香ちゃんの退院に合わせて高価な浄水器を送ってきたのも高志の両親です。

しかし、退院とは名ばかりで、昼夜二四時間の介護をしなければならず、そのうえQ西部病院に外来というかたちでひんぱんに通院しなければなりませんでしたので、入院時よりも大変でした。

暑すぎてはいけないので冷房の調整に気をくばりながら、熱が出たといっては夜飛び起き、痰《たん》がつまったといってはベッドに常備している吸引器で迅速に対応する、そんな毎日がつづきました。救急車を呼んで近くの病院にかけ込んだことも、一度や二度ではありません。日夜、緊張の連続でした。

出元明美さんに支えられて

そうしたなか、ともすれば自信を失いそうになる仁美たちを支え、励ましてくれたのは、出元明美さんです。

何といっても、出元さんに出会えたことは幸運でした。

医療事故、とくに産科医で事故にあった家族は、そのことを誰にも語ることができません。もっとも悲しいこと、もっとも悔しく思っていることを誰にも語ることのできない世界に被害者家族は住んでいます。

そうした孤立した世界の中で暮らしていると、冷静な行動をとることがむずかしくなります。現に栗木自身、すぐにでも鱒水医師に再度の面談を申し入れ、看護師の面前で思い切り罵倒《ばとう》してみたいという衝動にかられたことが何度かありました。

しかし、そうした衝動的な行動を何とか思い止まることができたのは、出元さんのおかげでした。出元さんの力強い励ましの言葉によって、栗木だけでなく、高志たちも理性的に行動することができました。

添付文書の入手

その一つが、添付文書（能書《のうがき》）の入手です。

高志たちは、出元明美さんの助言によって、山形で看護師をしている友人からマイリスとプロスタルモンの添付文書を入手しました。

とくにプロスタルモンについては、添付文書の冒頭にわざわざ警告欄がもうけられ、こう記載されていました。

過強陣痛や強直性子宮収縮により、胎児仮死、子宮破裂、頸管裂傷《けいかんれっしょう》、羊水塞栓《ようすいそくせん》等が起こることがあり、母体あるいは児が重篤《じゅうとく》な転帰に至った症例が報告されているので、本剤の投与にあたっては注意事項を遵守《じゅんしゅ》し慎重に行うこと。

医学部の図書館

出元明美さんのアドバイスによって目を開かされたのは、添付文書のことだけではありません。医学文献を読むことの大切さも、出元さんから学びました。

ある日、栗木が意を決して、これまで一度も行ったことのない大学の医学部に行くと、そこは多くの優秀な受験生があこがれる聖地にふさわしく、五月晴れのもと白い巨塔がそびえたっていました。

広大な敷地をしめる病棟のむこうに研究棟があり、そこに近づくと、白衣を着た医者にまじって学生がキャンパス内を歩いていました。道を聞くと、どの学生も親切に教えてくれました。図書館に着き館内を見わたすと、とても読めそうにない専門書がぎっしりならんでいました。医学書に挑戦するなど無謀なことかもしれないと不安になりましたが、時間をかけて調べてみると、なんとか読めそうな文献がいくつか見つかりました。

まるで小学生が百科事典でも調べるように、「陣痛促進」や「陣痛誘発」「臍帯卵膜付着」などの言葉を手がかりにしながら、産婦人科に関係する概説書をひろい読みしたり、コピーしたりして、栗木は数日間を医学部の図書館ですごしました。

5　勝村久司さんの講演

陣痛促進剤の濫用

陣痛促進剤の怖さを知るうえにおいて、添付文書や医学書が大きな役割を果たしたのはいうまでもありません。しかし、それよりも決定的だったのは、愛児を陣痛促進剤の事故でなくした勝村久司《かつむらひさし》さんの講演でした。勝村さんは高校で理科を教えるかたわら「全国薬害被害者団体連絡協議会」の世話人などをつとめています。

勝村久司さんの講演会には高志が参加しました。

講演は大阪環状線の弁天町駅近くの市立学習センターでおこなわれました。狭い会場に三〇人近い人たちが集まっていました。真剣なまなざしで、ノートを取りながら聞いている人がほとんどでした。なかには涙を流しながら聞いている人もいました。

勝村さんは静かな口調で語られる人でしたが、その講演内容は衝撃的でした。

第一に、プロスタルモンなどの陣痛促進剤は危険な薬であるにもかかわらず、知らぬまに投与されていることが多いといいます。

たとえば、勝村さんがおこなったヒヤリングでも、

「陣痛促進剤は使わなかった。でも子宮口をやわらかくする薬を飲んだ」

と言う人がよくいるそうですが、

「それはどんな薬でしたか」

と念を押すと、

「白い錠剤を一時間おきに一錠ずつ飲んだ」

と答える人が少なくないとのことでした。

ほとんどのお母さんが、そうとは知らずに陣痛促進剤を飲まされているのです。

一石三鳥の利益

第二に、医者が陣痛促進剤をたくさん使いたがる背景には、薬価差益の増額、患者の増加、人件費の削減という、一石三鳥の利益が存在すると勝村さんは強調されていました。

「そもそもほとんどのお産に陣痛促進剤なんて必要ない。しかし、薬価差益も得られ分娩時間も短縮できるので、何か病名をつけて陣痛促進剤をできるだけ多く使おうとする医者が絶えない。どんな病名かというと、やはり微弱陣痛という病名が最も多い。入院したのに陣痛が進まないのは微弱陣痛だという言い方をして、陣痛促進剤を投与する」

「陣痛促進剤を使うと、空きベッドを出さないよう多くの妊婦を次から次へとコンベア式に処理できるわけで、陣痛促進剤は患者増にも貢献できる」

「また、お産をすべて平日の昼間にもっていくことによって、夜間、日曜、祭日の人件費を削減できるという御利益《ごりやく》もある」

脳性まひの原因

第三に、勝村さんの講演で衝撃的だったのは、脳性まひの赤ちゃんが生まれると、通常、先天的なものとされることが多いが、実際には陣痛促進剤による薬害であることが少なくないという点でした。

自然分娩の場合は、かならず間欠期《かんけつき》といって陣痛がなくなる瞬間があります。そのため、息を止めてがんばっていた胎児が一息ついて、深呼吸し、酸素を取り入れることができます。しかし、陣痛促進剤を投与した場合には、強直性子宮収縮などの過強陣痛がおこって間欠期がなくなるため、赤ちゃんが酸欠状態におちいって脳性まひの原因になるとのことでした。自然の摂理《せつり》に反する行為がいかに危険であるかがわかります。

勝村さんの講演を聞き、会場のあちらこちらからすすり泣きがおこりました。ここに来ている人たちのほとんどが被害者かその家族なのでしょう。

高志も、あらためて陣痛促進剤の怖さを知り、悄然《しょうぜん》となりました。

6　深い闇の中

危険だとわかっていながら、なぜ産科医は陣痛促進剤の濫用をやめようとしないのか。この問題を掘り下げていくと、そもそもなぜ薬害事件が発生するのかという根本問題に逢《ほう》着《ちゃく》します。

薬害事件の背景

高志がインターネットで調べてみると、日本で最初に薬害が社会問題になったのは約六〇年前の昭和三〇年代のことです。睡眠薬、胃腸薬によって多くの四肢《しし》奇形児が生まれたサリドマイド事件が知られています。キノホルムを成分とする薬剤によって引き起こされたスモン病事件も、衝撃的でした。

そのほか、薬害クロロキン、薬害エイズ、薬害ヤコブ、薬害イレッサなど、わが国には数多くの痛ましい事件がくり返し発生しています。なぜ薬害事件があとを絶たないのか。

野村一夫『社会学感覚』（文化書房博文社）によれば、そこには製薬会社と医療機関、官庁、学界、大学などの利益優先の癒着《ゆちゃく》構造が存在するといわれています。学問上、「専門家支配」(professional dominance)とか、「知識人の犯罪」(white collar crime)と呼ばれる現象です。

高志がさらに調べてみると、いわゆる「族議員」と呼ばれる政治家の動きも活発で、製薬業界は建設業界とならんで使途不明金が多いという事実が報じられていました。危険だとわかっていながら、医師が陣痛促進剤の濫用をやめようとしない背景には、外からは測り知れないほどに深い闇が存在するのかもしれません。

ハインリッヒの法則

医者は、専門家として他からとやかく言われないで自由に活動できる大きな権限をもっています。しかし、他面、人の命と健康をあずかる彼らには、高い使命感をもってみずからを律することが強く求められているはずです。

ところが、医者のなかには、専門家としてのプライドを忘れ、利益優先の癒着構造のなかで目先の利益に走っている者があとを絶たないといいます。医療事故はそうした癒着構造からおこってきます。

藤田康幸編『医療事故対処マニュアル』（現代人文社）を栗木に見せながら、高志が言いました。

「この本によると、ハインリッヒの法則というのがあるそうです」

「ハインリッヒの法則？」

「ええ。統計学上、訴訟になるような大事故が一件あると、そのかげに二九件の中小事故、さらに三〇〇件のニアミスが存在するといわれています」

「ということは、美香の事故は氷山の一角ということになる」

「そうですね。でも、わが国には医療事故の公的統計が存在しません」

「じゃ、どこの誰が医療ミスを犯し、それがどう処理されたのか、外部の者には計り知れないわけだ」

「厚生労働省も医師会も医療事故の実態を把握していないようです。交通事故や労働災害とは大きな違いです」

当然、陣痛促進剤による医療事故の実態もわかりません。数多い医療事故のなかでも陣痛促進剤による事故がもっとも多いといわれていますが、その数がどれほどなのか、すべては深い闇の中にあります。

実に恐ろしいことです。

第四章　さまざまな出来事

1　弁護士選びの困難

学生時代に読んだ本

Q西部病院の少し汚れた玄関の軒下に作られた古巣に、ツバメがもどって来た平成一八年の六月初旬。栗木三郎はふと思い立って、若いときに読んだ岩波新書の一冊を書棚から取り出してみました。

なつかしい青表紙の岩波新書です。頁をめくってみると、やはりありました。それは栗木が学生時代の思い出とともに心の片隅に記憶していた箇所です。

いま公害や薬禍をはじめ、企業の責任を追及する裁判がたくさん起こっている。すでに被害を受けた原告個人にとっては、権利を主張し、裁判で勝っても、失われた生命は今さらもどってこないし、身体の障害もなおらない。悲惨な一生は永久に回復しないかもしれない。しかし、これら原告の人がだまっていたら、その犠牲は、いっそう果てしなく拡がったことであろう。これらの人たちが、ともかくも権利を主張したことによって、公害問題の深刻さが広く世間に知れ渡り、この種の社会的不正義といかに闘い、これをいかにくいとめるかという課題が、あらためて国民の前に提起されることになった。（渡辺洋三『法というものの考え方』岩波書店）

〈医者を訴えても、今さら美香の健康をとりもどすことはできない〉

〈しかし、ここは黙っているときではない〉

学生のときに読んだ本に再会し、栗木はあらためて裁判も辞さないという強い気持ちをいだくようになりました。

信用できない弁護士

「いい弁護士が見つかりますかね」

「大丈夫だよ」

不安がる家族に栗木は断言しました。

しかし、弁護士をさがすのは思った以上にむずかしいことでした。

第一に、日本においては日常的に弁護士に接する機会がないため、どこへ行けば弁護士に会えるのか、弁護士に依頼するとどれくらいお金がかかるのかなど、具体的にイメージがつかめないという問題がありました。

第二に、悪徳弁護士という言葉さえあるように、弁護士といえば「用心ならない人」といったマイナス・イメージが強いのも事実です。

そうした不安のなか、栗木はとりあえず気楽に相談できる弁護士をさがそうと考えました。しかし、栗木たちが住む町で弁護士を見つけるのは容易なことではありませんでした。

新旧の住民が混在する栗木たちの町においては、都市化が進んだとはいえ、いぜん人間関係が濃密で、有力者の間にはさまざまな組織をつうじた親密な付き合いというものが存在します。弁護士にしてみれば、ロータリークラブの新年会などで知り合いになった彼ら有力者こそが大切な顧客です。同じ町に住む弁護士が、この地域の税務署管内屈指の高額所得者である鱒水英男医師と戦ってくれるとは思えませんでした。

「栗木さん、このあたりの弁護士なんてあてになりませんよ。第一、消費者金融や喫茶店などが雑居する駅前の法律事務所のドアをノックする気になれますか」

何回か裁判を経験したことのある、知人の土岐実さんの言葉は辛辣《しんらつ》でした。

「やはり弁護士会に頼むのがいいでしょうか」

「いや、それも問題ですね。たしかに弁護士会に頼めば、弁護士を紹介してくれるでしょう。しかし、それはあくまでも形式的な話でしてね。かならずしも経験豊かな弁護士を紹介してもらえるわけじゃありません」

「……」

「弁護士会がやっていることといえば、たとえば破産事件を引き受けますかというアンケートのようなことを実施して、手をあげた弁護士を登録しておく程度のことらしいですよ」

「そうですか」

「そもそも弁護士には専門というものがありませんからね。信じられないかもしれませんが、自分で離婚問題の専門だと言えば離婚問題の専門家になり、交通事故が専門だと言えば交通事故の専門家として通用するというのが、実際のところらしいですよ。栗木さん、弁護士をさがしているんですか」

「いや、ちょっと相談できる人がいれば、ありがたいと思いまして」

「弁護士もいろいろですからね。注意しなければいけませんよ」

栗木の家の近くで町工場を経営する土岐さんの弁護士論は、文字通り歯に衣《きぬ》着せぬものでした。

2　眼に見えない壁

バギーの散歩道で

こうして、栗木の弁護士さがしは思いのほか難航していましたが、いっぽう美香ちゃんに付きそう仁美たちの歩む道も平坦なものではありませんでした。たとえば、こんなことがありました。

青葉のみずみずしさが心地よい六月のある日、仁美は美香ちゃんをバギーに乗せて児童公園につづく木陰の道を散歩していました。部屋に閉じこもっていたのでは、美香ちゃんの健康によくないし、近隣の人たちとの自然なコミュニケーションができません。仁美は美香ちゃんの調子がいい日は、できるかぎりバギーで散歩するよう心がけていました。

「やあ、浅田さん。この子ですか、具合が悪いと言ってた子は」

町内会の回覧板を持った宮沢さんが明るい声で近づいてきました。

「大変ですね。何かお役に立つことがあれば何なりと言ってくださいよ」

「はい、ありがとうございます」

「脳性まひですって」

「……」

「こういう子を見るといつも思うんですけど、医学の発達も考えもんというか。たしかに命は救ってくれます。だけど、こう言っちゃ何ですけど、これじゃかえって親御《おやご》さんが大変ですよね。国も大変だ」

耳を疑う、町内会役員の言葉でした。

宮沢さんは、日頃、愛国心の尊さや地域社会における人と人の絆《きずな》の大切さを話題にし、小学校や中学校などに出かけて「郷土の歴史」をテーマに講演をしている人だと聞いていました。そのような人の口から、そんな言葉が出てくるとは思いもよらないことでした。

「おばちゃん、この子、生きてるの」

また、こういうこともありました。仁美の高校時代の友だちの言葉です。

「仁美、毎日大変ね。でもね、こういう話は変に隠したりせず、本当のことをはっきりと言ったほうが楽よ。あいまいな言い方をすると、どんな子どもが生まれたのかと、まわりの人がかえって気をつかうからね」

近所の人からも、それとよく似た忠告をうけたことがあります。いずれも善意から出た言葉でしょうが、胸にグサリとくるひびきがそこにありました。

その点、小さい子どもは無邪気なものです。あるとき、小学二年の男の子が仁美の押すバギーのそばに寄ってきて、

「おばちゃん、この子、生きてるの死んでるの」

「生きてるよ」

「へーえ、死んだふりするのが、じょうずだね」

小さな子どもの言葉には差別の意識がありません。

しかし、そうした無邪気なことが言えるのも小学三年生くらいまでのことで、上級生

ともなると、バギーのそばを通っても気づかぬふりをする子が多くなります。

日頃は気づきませんでしたが、この世の中には偏見とはいわないまでも、人と人を遠ざける眼に見えない壁のようなものが、いたるところに伏在しているのかもしれません。

医者の世界

人は他人の不幸に同情することはできます。

しかし、他人のために動くことのできる人はそう多くありません。これは残念ながら医者の世界にも通用する真理でした。

仁美は、誰か相談にのってくれる産科医と知り合いになりたいと思い、行きつけの医者にそれとなく話しかけてみました。また、富山に住む従姉妹《いとこ》に頼んで、医師会の仕事をしているという評判の良い医者にも連絡をとってみました。しかし、こころよく産科医を紹介してくれる人はいませんでした。

とくに医療事故の話らしいとわかると、反応はいっそうよそよそしいものになったといいます。

「そういう相談は迷惑だ」と言い切った人はいません。しかし、

「人にはそれぞれ立場がありますので……」

といったたぐいの、遠まわしの拒否に合うことはめずらしくありませんでした。

開業医どうしは仲が悪いということをよく耳にしますが、表立って同業者を批判することはさけたいという意識がそこに働いているらしいのです。とても、セカンドオピニオンどころではありませんでした。

レセプトの開示拒否

そんなある日、こんどは高志の会社で思わぬ出来事がおこりました。レセプト（診療報酬明細書）の開示拒否です。

勝村久司さんが書いた『患者と医療者のためのカルテ開示Q＆A』（岩波書店）という本を読むと、医師の過誤を明らかにしていくためには、カルテだけでなくレセプトの開示も積極的に求めるべきだと書かれていました。

レセプトには病名、処置名、薬剤名、検査名などが記載されていますので、その開示を求めることによって、保険料の不正請求が判明するだけでなく、ときには医療事故の隠《いん》蔽《ぺい》が発覚することもあるからです。

仁美は高志の職場に行き、レセプトの開示を求めることにしました。いや、開示を求めたというよりも、そこは夫が働く職場です。礼儀正しく挨拶して「お忙しいところを誠に申し訳ありませんが」と、お伺《うかが》いをたてたというのが正確です。

「しばらくお待ちください」

まず、若い女性の社員が対応しました。一時間近くも待たされたでしょうか、ようやく中年の男性があらわれました。「お待たせしました。浅田さんも大変ですね」と話しかけられるのかと思っていると、そうではありませんでした。

「こういうことは、これまでにほとんど例がありません。レセプトをどうされるのですか」

「……」

「ご主人はこのことをご存知ですか」

「……」

「それに、レセプトを開示するには、医者に連絡を取らなければなりません。私たちが勝手にできることではありません」

長いこと待たされたあとの、思いがけない対応に仁美は驚きました。

隠然たる力

仁美の話を聞き、栗木も驚きました。

仁美にレセプトの入手をすすめたのは栗木です。仁美に辛い思いをさせたことと、職場での高志の立場を悪くしたかもしれないことを、栗木は後悔しました。

しかし、それにしても、高志の会社がレセプトの開示を拒否するとは意外でした。

レセプトの開示は、医療機関からの不正請求があとを絶たず、年間四〇兆円にも達する国民医療費の約三割が無駄づかいされているという国民の批判を背景に実現したものです。ところが、現実にレセプトの開示拒否が発生したのです。近代的なビルの中で、情報公開を求める国民の声を無視するようなことが公然とおこなわれたのです。

これは職場内の健康保険組合の実務に問題があるということか。あるいは、もっと上級の、医師会の意向が反映されやすい都道府県レベルの審査委員会の姿勢に問題があるということか。

栗木には、そのあたりのことがよくわかりませんでした。しかし、眼に見えない、何か得体《えたい》の知れない隠然たる力が働いていることが実感されました。

〈やはり、訴訟をおこすということは簡単なことじゃない〉

〈社会の中には、有形無形のさまざまな障壁が存在する〉

3　法学部の図書館

医療訴訟関係の文献

そうした不安が胸をよぎるなか、しだいに暑さが増し、やがて本格的な夏を迎えようかというある日、栗木は、ある大学の法学部の図書館で医療訴訟に関する文献をさがしてみました。

その法学部の図書館には、『別冊ジュリスト No. 140 医療過誤判例百選』(有斐閣)をはじめ、太田幸夫編『医療過誤訴訟法』(青林書院)、稲垣喬『医師責任訴訟の構造』(有斐閣)、秋吉仁美編著『医療訴訟』(青林書院)など専門書が並んでいましたが、よく見ると、「マニュアル」「ハンドブック」「リスクマネジメント」などと称する解説書もおかれていました。

しかし、それが法学という学問の特徴なのか、医療側にも患者側にも偏しない中立的立場を標榜《ひょうぼう》した著書が多く、

「医療側＝加害者、患者側＝被害者ときれいに二分するのは間違いである」

といったようなことが書かれていました。

「訴訟に持ち込むのではなく、双方がよく話し合って解決することが望ましい」

と示談をすすめている著書もありました。

王冠にとまる蠅

しかし、中立の立場を宣言した本はまだいいほうでした。

法学部の図書館にも、「どうすれば医療紛争から逃れることができるか」といったたぐいの医療サイドの本が意外と多く、なかには発刊後記に「医事紛争は昔は全く考えられな

かったイヤな現象です」と書き、医療紛争を「帝王の王冠にとまる蠅《はえ》」にたとえている本さえありました。

驚いたことに、同書の発刊後記には、ある県医師会の副会長が「渡辺淳一の本よりはおもしろないやろけど、ぜひこの本を読んでくれたらと思います」といったノリで、こう書かれていました。

「昔は医師への信頼があったが今は違います。学校では生徒が先生をなぐる蹴《け》るの時代。われわれの医界におきましても、一本の善意の注射で相手が死んだりしたものなら、オマエが悪いのじゃ、それなりの責任をとれ、それなりの誠意を示せ！　どえらい時代になりました」

患者を小馬鹿にしたような、時代錯誤的な訴訟観といわざるをえません。

気さくな関西人の放言といって済ますことのできない、昔ながらの医療観――患者は黙って医者の言うことに従っておればよいとする、パターナリズム的な医療観――がその背後に隠然と息づいているのを感じ、栗木は暗い気持ちになりました。

我妻尭先生の本に出会う

しかし、あきらめるわけにもいきません。

自分たちの役に立つ本はないものかと、栗木は図書館員に案内を頼み、薄暗い地下室に入って閉架式図書も調べてみました。

するると、ぎっしりつまった書棚の一隅に、我妻尭《わがつまたかし》『鑑定からみた産科医療訴訟』（日本評論社）と書かれた分厚い本を見つけました。

一見、近寄りがたい本でした。しかし、目を通してみると、それは被害者の側に立って書かれた著書で、栗木たちが知りたい医学的知見が満載されていました。

〈我妻尭？〉

栗木はその著者名が気になりました。著者は医学博士でしたが、その名前や経歴、業績などから判断して、あの民法学者の「我妻栄」のご子息または親戚の人ではなかろうかと想像されました。

栗木は偶然ですが、我妻栄の名前を中学生の頃から知っていました。我妻栄という名前はその語呂の良さと、連想される意味がこっけいだったせいか、中学の社会科の先生から聞いて以来、栗木の記憶のかたすみに残っていたからです。「おもしろい名前だ」というので、クラス中で話題になった日のことが思い出されました。

さまざまな困難に出くわすなか、我妻先生の著書にめぐり会えたことは幸運でした。栗木は、暗い森の中でほのかな人家の明かりに出会ったような気持ちになりました。

奇遇というべきか、やがて、仁美たちは我妻尭先生から貴重な助言をうけることになります。

第五章　弁護士に依頼

1　今治セミナー

平成一八年の盛夏

さまざまな出来事がおこるなか、いつの間にか平成一八年の盛夏がやって来ました。美香ちゃんが生まれてから半年が過ぎたことになります。

毎日介護していると、美香ちゃんの身体がどんどん硬直していくのがわかりました。そこで、浅田仁美と栗木恭子は、美香ちゃんをつれて自宅から車で三、四〇分くらいのところにある治療院にかよいはじめました。治療院では障がい児を対象に、身体の硬直を防ぐマッサージをおこなっていました。

じりじりと照りつける暑い日差しの中、治療院に行くだけでも大変でした。エアコンをフル回転させて仁美が運転し、恭子が後部座席に座って美香ちゃんをしっかり抱き、喉《のど》にたまった痰《たん》を吸引しながらの通院です。毎日、緊張の連続でした。

いっぽう、気軽に相談にのってくれる地元の弁護士と知り合いになりたいという栗木三郎の考えは甘かったようで、弁護士選びがうまく進まず、家族の信頼を少し失いかけていました。

「裁判はやはり無理かもしれない」

「父は無理をしているのかしら」

そんな家族のささやきが聞こえてきそうでした。

〈何とかしなければならない〉

栗木はあせりました。

新たな進展

しかし、状況は好転することなく、その年の八月もなかばを過ぎようとしていたとき、出元明美さんから浅田高志にメールがとどきました。

出元さんが代表をつとめる「陣痛促進剤による被害を考える会」のセミナーが今治市で開催されるので、よかったら参加してみないかという案内でした。美香ちゃんの介護に忙しい仁美と高志にかわって、時間的に余裕のある栗木が参加することにしました。

今治セミナーは、来島《くるしま》海峡にかかる大橋を窓ごしに眺望することのできるホテルの小会議室でおこなわれました。今治市は、しまなみ海道の四国側の起点です。

栗木はそこで、はじめて出元明美さんに会いました。

セミナーの企画、進行など一切がっさいを受けもって忙しく働く出元さんは、知的で明るい親しみのもてる女性でした。

この今治セミナーで、栗木は貞友義典《さだともよしのり》弁護士にもはじめて会いました。貞友弁護士も知的な庶民派弁護士といった感じで、少しも偉ぶったところのない人でした。

セミナーには二〇名ほど参加していました。東京の放送局から来た女性の記者と、卒業論文の準備のためセミナーに参加したという立命館大学の女子学生もいました。

出元さんの挨拶のあと、まず参加者の自己紹介がおこなわれましたが、被害者のほとんどが途中で言葉をつまらせて泣きくずれました。

栗木も涙があふれそうになり、うまくしゃべることができませんでした。

専門医との面談

ついで、セミナーに参加された三人の産科医の先生の医療事故についての講演があり、そのあと医師と参加者の個人面談の時間がもうけられました。

しばらく順番を待ち、栗木は徳島から来た産科医の先生の前に座り、鱒水英男医師が「証拠写真といっては何ですが」と言いながら手にしていたあのポラロイド写真のコピーを机の上に出しました。

「これ、臍帯卵膜付着の写真だと説明されていますが、本当でしょうか」

「そうですね、これは……。うーん、明らかに臍帯卵膜付着ですね。臍帯が千切れています。この写真から判断して大量の出血があったと思われます」

「でも、赤ちゃんの血色は悪くなかったそうです」

「ほう、そうですか? それは奇跡的ですね」

徳島から来た先生は首をかしげながら、ポラロイド写真をじっと見つめました。写真に写っている臍帯が卵膜に付着し、しかも千切れていることはどう見ても動かしがたい事実のようでした。

栗木は打ちのめされたような気持ちになりました。

「でも先生、この写真は誰のものかわかりません」

「しかし、カルテといっしょにファイルされていたんですよね。だとしたら、やはり臍帯卵膜付着があったことは認めなければなりません」

徳島から来た先生の意見は迷いのないものでした。

臍帯卵膜付着の写真があるからにはどうしようもないという、専門医の言葉がずしりと栗木の心にのしかかりました。

〈これでは裁判どころではない〉

面談のあと、ひとり力を落として部屋の隅に座っていると、貞友弁護士から声をかけられました。

「栗木さん、ここに参加している先生方は、被害者の皆さんのサポーターです。しかし、だからといって事実をまげて被害者の希望にそうような所見を述べるということはありません。ときには、きびしすぎる所見を述べられることもあります。でも、それであきらめてはいけません。ゆっくりお話すれば、これまで気づかなかったことが発見されるということもありますから」

落胆している栗木を励ますような口調でした。

「でも、かぎられた時間で、あれもこれも説明するのはむずかしいですね」

「そこは、がんばらなければいけません。専門の先生ですから、少しお話すればすぐ理解していただけますよ。遠慮せずにどしどし質問してください」

栗木は気を取りもどし、こんどは九州から来た先生の前に座りました。

栗木がポラロイド写真を見せると、

「はい、これは臍帯卵膜付着の写真です」

その先生もそう断言しました。

特急しおかぜ号

十分な成果のないまま、栗木は帰路につきました。予讃線を疾走する特急しおかぜ号の車窓に展開する真夏の美しい瀬戸内海をながめながら、栗木は沈み込んでいました。

〈有能な弁護士を見つけても、臍帯卵膜付着が動かせぬ事実だとしたら、どうにもならないかもしれない〉

現に、「この写真は怪しい」「誰のものかわからない」とくり返し主張してみましたが、徳島から来た先生も九州から来た先生も、栗木の言葉に耳をかしてはくれませんでした。臍帯卵膜付着が存在したという鱒水医師の説明をくつがえすことは、絶望的なことのように思われました——。

鱒水医師は、「証拠といっては何ですが」などと言いながら、たしかにポラロイド写真を持っています。しかし、その中身について詳しく説明しようとはしません。

しかも、そのポラロイド写真には日付も撮影場所も撮影者名も記載されていません。また、写っている胎盤が誰のものであるかの記載もありません。要するに、いつ、どこで、誰が、誰のものを写したのか一切不明な写真が五枚あるだけです。

〈そんな写真が証拠になるのだろうか〉

〈写真の真偽を確かめる方法はないものか〉

栗木は列車の棚においていたリュックから手帳を取り出し、メモをとりながらあらためて論証方法をいろいろと考えてみましたが、どうもがいても、その方法を見つけ出すことは不可能に思えました。

〈やはり裁判は無理かもしれない〉

〈このことを高志くんたちにどう報告したらいいだろうか〉

栗木はすっかり沈んだ気持ちになりました。

一条の光

しかし、冷静に振り返ってみると、今治セミナーに参加して一条の光が見えたことも事実です。

愛知県の常滑《とこなめ》市から来た山田哲男《やまだてつお》先生が、

「仮に臍帯卵膜付着でも不可抗力というわけではない。まず臍帯卵膜付着が存在したことを認め、そのうえで気道を確保して肺に酸素を送る気管挿管《そうかん》に一〇分も要したのは遅すぎると主張してみてはどうか」

と言っていたのが思い出されました。

「臍帯卵膜付着の存在を認めたうえで」という助言には、納得できない点が残ります。しかし、争点の整理の仕方、議論のもって行き方によっては、鱒水医師の責任を問うことがまったくできないということでもなさそうです。

栗木は、すっかり沈み込むなか、今治セミナーで得た一条の光にすがりつきたい気持ちになりました。

栗木を乗せた特急しおかぜ号は瀬戸大橋の見える讃岐路にさしかかり、海岸線にそって疾走していました。窓ごしに夏の瀬戸内海に浮かぶ小島や小舟をながめていると、栗木は生まれ故郷を思い出しました。栗木の生まれた村からも、いくつか小さな島が見え、そのむこうに光る海を展望することができます。

幼かった仁美とその弟の信太郎をつれ、予備校の仕事の合間を利用して、毎年のようにふるさとの村を訪ねた日々のことが思い出されました。可愛かったあの頃の仁美の姿を思い浮かべながら、栗木はじっと車窓に展開する風景をながめていました。

〈やはり貞友弁護士に相談してみよう〉

栗木はそう決心しました。

2 貞友義典弁護士

バッジをつけていない弁護士

まだ暑い日差しが駅に降りそそいでいた、九月下旬の昼下がり。美香ちゃんの事故がおきてから九カ月が過ぎようとしていました。

この日、貞友義典弁護士が汗をふきながら改札口から出てきました。スーツを着て分厚いカバンをさげていましたが、胸に弁護士バッジをつけていなかったので、あわや見すごすところでした。弁護士バッジをつけずに、ごく普通に雑踏の中を歩く弁護士もいるのかと、栗木は思いました。

貞友義典。昭和二七年、岡山県生まれ。東京大学法学部卒業。東京弁護士会に所属し、東京都千代田区九段北の市ヶ谷法曹ビルに法律事務所をもつ弁護士です。「陣痛促進剤による被害を考える会」「リピーター医師をなくす会」「東京女子医大被害者連絡会」などの顧問としても活躍しています。

貞友弁護士は栗木に案内されて、仁美たちが住むマンションを訪れ、三時間ほど滞在しました。

まず、ベビーベッドのところに行って美香ちゃんのようすを見たあと、貞友弁護士は仁美と高志、そして栗木といっしょにダイニング・テーブルに座り、聞き取りを始めました。恭子は美香ちゃんのベッドのそばで、吸引したり唾液《だえき》をふいたり看護に専念しながら、ときおり手を休めて聞き取りに応じました。

聞き取りといっても、仁美が書いた分娩経過の箇条書きに目を通しながら質問をするといったもので、とくにむずかしい話は出ませんでした。依頼人の語る体験を冷静に聞き取るのが、弁護士のこの段階での役割なのかもしれません。

貞友弁護士はメモをとりながら話を進めていましたが、ときには自分のほうから話題を横道にそらすこともありました。たとえば壁にかかっている水彩画を見て、

「きれいな絵ですね。誰が描いたんですか」

と、しばらくながめたりしました。また、本棚のところに立っている写真を見つけ、

「おやっ、仁美さんもアメリカに行ったことがあるんですか。学生のときの写真ですね」

と言ったりもしました。

「うちの娘も大学で音楽を勉強し、今はニューヨークにいます。いずれロンドンやパリにも行きたいなんて言っていますので、もう帰って来ないかもしれません」

「えっ、音楽家ですか。いいですね。才能はお母さんゆずりですか」

「はい。でもね……どちらかというと見た感じが父親に似ているところがあり、娘からうらまれています」

座をなごませる会話でした。

リピーター医師の存在

貞友弁護士は、仁美が出したアイスクリームを食べました。季節はずれのスイカも食べ、ケーキもお代わりしました。

「医療裁判はむずかしいという話をよく耳にします。やはりむずかしいのでしょうか」

高志が尋ねると、

「そうですね、一昔前までは医療裁判では勝てないといわれていました。そのほとんど

ゆいぽおと通信

八年目の真実
ある医療裁判の軌跡

◆新しく誕生した本◆

小早川《こばやかわ》 淳《じゅん》

2016年8月

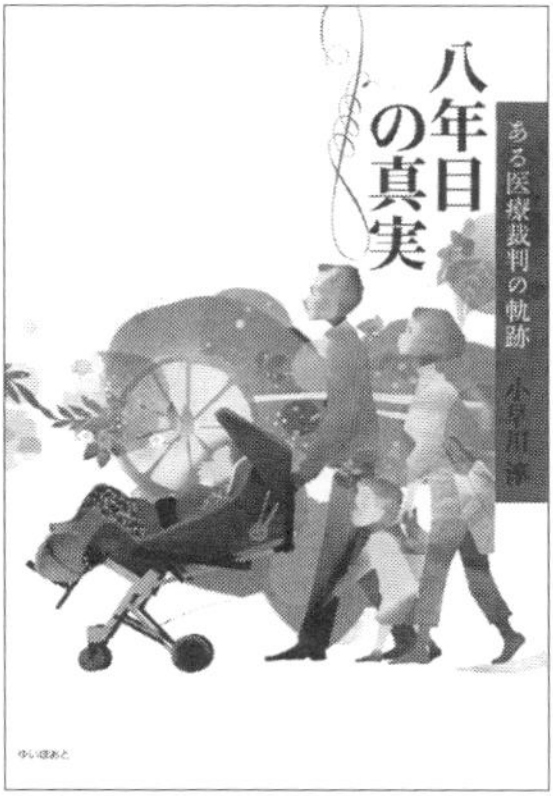

仕様：四六判　並製　本文２８８ページ
定価：本体１２００円＋税

ISBN978-4-87758-457-3

医療事故の発生から提訴を経て裁判が終結するまでの全過程

陣痛促進剤の過度な使用で生まれたひとつのいのち。家族の動揺、担当医師への不信感、さまざまなハードルを乗り越えて提訴を決意するまでが第一部。第二部では裁判の過程が詳細に描かれます。難しいといわれる医療裁判に、家族、弁護士、協力医が協働で立ち向かっていく姿には、清らかな救いが感じられます。

そして、いのちの意味も再認識することになります。

ずっとそばにいるよ
天使になった航平

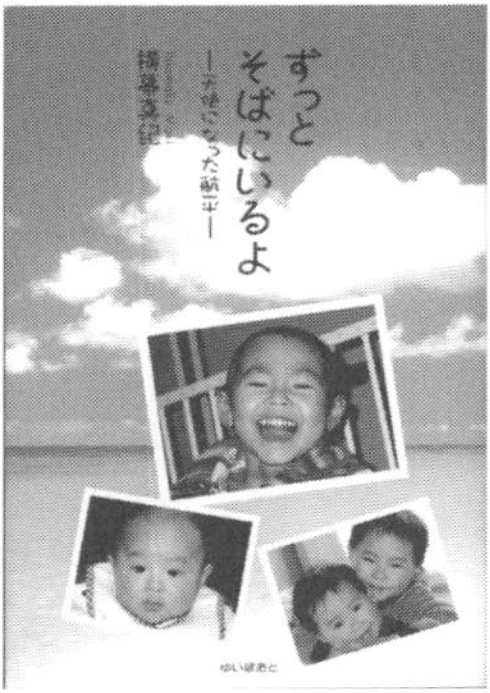

ISBN4-87758-404-8

横《よこ》幕《まく》真《ま》紀《き》

感動の涙のあとには、自分らしく生きる勇気が湧いてくる！

四歳で急性骨髄性白血病を発症。二歳の弟から骨髄移植し、笑顔で病気に立ち向かって逝った航平と、それを支えた家族、医療スタッフたちの３３５日のドキュメント。航平のおかあさんが、大学ノート十冊にも及ぶ日記を読み返してまとめました。

二〇〇七年夏には、ＮＨＫ教育テレビ「みんな生きている」で、航平と家族の強い絆が「いつまでもいっしょだよ」と題して放送されました。

仕様：四六判　並製
口絵カラー４ページ＋本文３２８ページ
定価：本体１５００円＋税

○この本は今の私のオススメの一冊です。本当に感動しました。学校で読んで一人で泣いていました。航平くんの写真を見てかっこいい＆かわいい子だと思いました。航平くんはおもしろくて優しくて強くて本当にホレちゃいました。何度読んでも全然あきなくてもう毎日読んでいます。マジでこの本には感動と勇気をもらえます！（13歳女子中学生）

○私はこの本を読んで、一生懸命病気に立ち向かった航平君とそれを支えてあげていた親族、医療スタッフのみなさんに、命がどんなに大切か教えられました。私は中一の時イジメで苦しんでいて自殺をしようとしました。結局死ぬのが怖くて自殺を実行しませんでしたが、この本を読んで命の大切さがよくわかりました。私は今後、どんなに苦しい事があっても航平君のように一日一日を一生懸命に生きていきます！たくさんの感動、勇気をありがとう！（14歳女子中学生）

○僕は今、高校生ですが、将来医者になりたいと考えています。そんな時にこの本に出会いました。この本を読んでとても感動し、命の重さや一人一人の想いなどが伝わってきました。そして航平くんのような病気の子を助けていきたいと本気で思えるようになりました。この本に出会えて本当に良かったです。（16歳男子高校生）

◆おすすめのノンフィクション◆

日本ジャーナリスト会議市民メディア賞
第11回平和・協同ジャーナリスト基金賞奨励賞

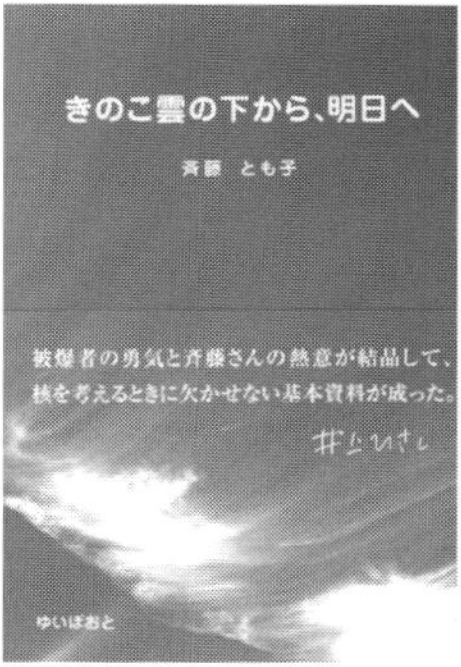

仕様：四六判　並製　本文３１２ページ
定価：本体１６００円＋税

ISBN978-4-87758-401-6

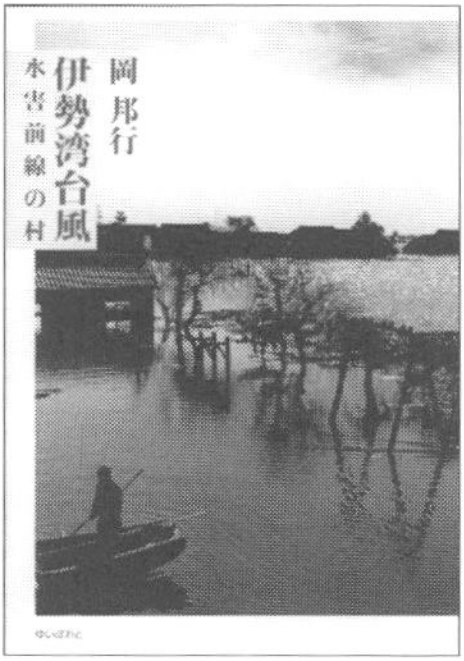

仕様：Ａ５変判　並製　本文１２８ページ
定価：本体１２００円＋税

ISBN978-4-87758-425-2

きのこ雲の下から、明日へ

斉藤とも子

被爆者の勇気と斉藤さんの熱意が結晶して、核を考えるときに欠かせない基本資料が成った。　井上ひさし

一九四五年八月、広島と長崎に投下された原子爆弾。その放射能は母親の胎内まで貫き、「原爆小頭症」というもっとも若い被爆者を生みました。この事実は戦後二十年間伏せられ、同じ痛みをもつ親子で支えあう「きのこ会」ができたのは一九六五年のことでした。

この人たちのことを、どうしても遺しておきたいという著者の抑えようのない気持ちから、生まれた一冊。

伊勢湾台風　水害前線の村

岡　邦行

自然の猛威に対峙した人たちの生きざま

一九五九年九月二十六日、後に「伊勢湾台風」と名づけられる台風十五号が東海地方を襲った。特異な歴史をもつ小さな村に焦点をあて、「その日」を再現。名古屋地方気象台、災害対策本部、中部日本新聞社（現中日新聞社）の動きを重ねることで、「伊勢湾台風」の全貌が浮かび上がってくる。そして、被災者をふくめ登場する人たちの半世紀後の思い……。三年の歳月をかけ取材を重ねた渾身のノンフィクション。

が密室の中で処理され、患者や家族は泣き寝入りするだけでした。しかし今は、医療裁判の環境もだいぶんよくなりました」

勝訴率は二〇パーセントといぜん低いが、医療裁判は新しい権利意識にもとづく戦いであり、流れとしては、消費者や女性、子どもなどの弱者の権利を守ろうとする戦いと軌を一にするものがある、というのが貞友弁護士の説明でした。

また、貞友弁護士は次のような話もしてくれました。

「浅田さん、世間ではよく、日本の医療水準は高い、医者は皆すぐれた能力と豊富な知識をもっている、という言い方をしますよね。そして、医者も人である以上、ミスを犯すこともありうる、誰だってミスはさけられないと考えがちですよね。しかし、それは間違いです。医療の先端技術の中から事故が発生しているわけではありません。多くの事故は、ごく初歩的なミス、医師の怠慢やずさんさから発生しています」

「……」

「事実、長いあいだ産科医の医療事故と取り組んでいますと、これはという医者に出会うことがあります。たとえば、薬品の添付文書を読んでいない医者がいます。また、胎児心拍図が読めない医者もいます。そして、そういう医者にかぎって事故をよくおこすわけですが、困ったことに、リピーター医師は、いかに失敗をごまかすかということばかりに神経を使っていましてね。彼らが自分の身を守ろうとする努力には、正直、いつも驚かされます」

社会的に高い地位が与えられ、高額の収入を得ている医師の中に医学的知識に問題がある人たちが混じり込んでいて、そういう医者にかぎって失敗をごまかす術《すべ》にたけているという話を聞き、高志たちはあらためて憤《いきどお》りをおぼえました。

これは出元明美さんから聞いた話ですが、貞友弁護士自身、最愛の長女を医療事故で失い、それが弁護士活動のエネルギーになっているといいます。医療事故の被害者の話を聴取しながら涙を流すこともあるという貞友弁護士。栗木だけでなく、高志も仁美もこの日の面談によって貞友弁護士が好きになりました。

「すでに入手しているカルテなどを、市ヶ谷の法律事務所までお送りください」

貞友弁護士は帰りぎわにそう言いました。

しかし、高志たちがもっとも気にしていたこと、すなわちこの件を提訴できるかどうかについては、一言も語りませんでした。

3 不安な半年

なぜ連絡が来ないのか

こうして、貞友弁護士に出会ったことは大きな前進でした。しかし、これといった動きがただちにあらわれたわけではありません。

貞友法律事務所には、鱒水クリニックで入手したカルテを九月下旬に送っています。カルテを見れば、陣痛促進剤の被害は明白なはずです。しかし、その年の一〇月が終わり、朝夕がめっきり冷え込む晩秋を迎えても、貞友弁護士から連絡がありませんでした。

〈なぜ連絡が来ないのか〉

〈やはり証拠写真のことがネックになっているのだろうか〉

高志たちは居ても立っても居られない気持ちになりました。しかし、忙しくしている貞友弁護士の携帯電話に直接電話する勇気はありませんでした。

あとで冷静に考えてみると、平成一八年の夏から秋、冬にかけては、貞友法律事務所においても美香ちゃんの事件を提訴できるかどうかを吟味、検討していた時期だったと考えられます。しかし、高志たちには、そのあたりのことがよくわかっていませんでした。

法的理論構成の観点を重視する弁護士と、自分の目で見た事実や実感にもとづいて発想する依頼人の間に、さまざまな食い違いが生じることはさけられません。

一歳の誕生日

平成一八年の秋が過ぎ、寒い冬がやって来ました。一二月一九日は美香ちゃんの一歳の誕生日です。

その誕生日の数日前のこと、美香ちゃんは三度目の脳波の検査をうけました。その結果、美香ちゃんの耳は、脳の障がいのためかなり大きな音にも反応していないことが判明しました。

覚悟はしていましたが、またもや残酷な結果でした。「美香」という名前は、ひびきの良さがいいと思い仁美がつけたものです。「ミカ」とか「ミカちゃん」と呼ばれるたびに、その心地よいひびきが耳に伝わり、無事に育ってくれるだろうと願ってその名前を選びました。それなのに耳が聞こえていないというのです。

仁美は、女の子が生まれたら、しっかり英語を教え、将来はバイリンガルで活躍する素敵な国際人になってもらいたいと思っていました。そのためにも、いつの日か高志の海外勤務が実現し、家族三人、外国で暮らすのが仁美の夢でした。しかし、その夢は無惨に打ちくだかれてしまったといえます。外国で暮らすことなど、夢のまた夢としかいいようがありませんでした。

待ちに待った電話

年が明けて、平成一九年一月。美香ちゃんは「脳性まひによる体幹機能障害。歩行・起立・座位不能」とあらためて診断され、身体障害一級の認定をうけました。ここに美香ちゃんの病気が公文書上、確定したことになります。

そして、家族の誰しもが悲しい思いに沈んでいた二月五日。貞友弁護士から高志に待ちに待った電話がありました。

「検討の結果、私たちとしましては、念のために鱒水クリニックに対して証拠保全を実施すべきだという結論に達しました。浅田さん、いかがでしょうか」

証拠保全とは、医師が自分の不利になる証拠を改竄《かいざん》したり破毀《はき》したりするのを防ぐための民事訴訟法上の制度で、裁判所の許可を得てカルテなどの記録を複写して手元に確保することをいいます。

鱒水クリニックのカルテについては、出元明美さんの助言を得て高志たちがすでに自力で入手していましたので、法的な証拠保全の必要はないとも考えられました。しかし、より完璧を期するために、高志は即座に貞友弁護士の提案に同意しました。

〈やはり見捨てられていたわけではない〉

貞友弁護士が動き出したので、高志たちはほっと胸をなでおろしました。

やがて梅の花が桜にかわり、その桜がつつじにかわる頃、美香ちゃんは少しずつ目で物を観察するようになりました。

他人にはわからないかもしれませんが、美香ちゃんが目でいろいろなことを訴えるのが仁美や恭子にはよくわかりました。

4　証拠保全の実施

雷雨の中

事故がおこって一年半が過ぎようとしていた平成一九年五月三日。

憲法記念日の日に、鱒水クリニックに対する証拠保全が実施されました。

当日、証拠保全にかかわったのは、X地方裁判所の裁判官と事務官、それに貞友法律事務所の若い弁護士と事務員、カメラマンの五名でした。

一時間前に通告をうけていたとはいえ、鱒水英男医師は証拠保全という法的手続きの意味がよく呑み込めなかったらしく、

「なぜこんなことをするのか」

と強く抗議し、最後まで怒りがおさまらなかったといいます。

くしくも、その日は荒天《こうてん》でした。証拠保全の通告がなされた正午頃から雷鳴がとどろきはじめ、執行が開始された午後一時には雷雨に転じて、あたり一面が真っ暗になりました。

栗木は一人、車を止めて、少しはなれた路上から鱒水クリニックの玄関をじっと観察していました。

ワイパーがフロントガラスに降りしきる雨を払う音のむこうに、美香ちゃんが救急車

で搬送された駐車場が見え、そこにX地方裁判所の黒い車が止まっていました。美香ちゃんが生まれたときにも大雨が降っていましたが、この日の雨は、それよりもいちだんと激しいものでした。

助産記録

証拠保全の実施によって、いくつかの点が明らかになりました。なかでも、助産記録を保全できたことは大きな収穫でした。

助産記録中、重要と思われた箇所は、森田助産師が書いた胎盤、臍帯、卵膜に関するところです。次のように記載されていました。

・胎盤　４００ｇ完、欠損なし
・臍帯長さ　47㎝　16×15
・臍帯結節　無
・臍帯血管　Ａ２本：Ｖ１本（Ａは動脈、Ｖは静脈。著者注）
・卵膜欠損　無
・特記事項なし

さきに高志たちが自力で入手していた助産記録は、複写が不鮮明で判読不可能でした。したがって、今回の証拠保全によって鮮明な助産記録が入手できたのは幸運でした。

この鮮明な画像で見ると、森田助産師が分娩直後に書いた助産記録には、胎盤・臍帯・卵膜ともに正常で、鱒水医師が説明していたような異常な所見はどこにも見当たりませんでした。臍帯の太さも、とくに細いというほどのことはありません。

事故がおこった数日後、森田助産師が、

「臍帯は千切れていませんでした。切ったのは私です。臍帯を切るのが私の仕事ですから」

と、電話できっぱり語っていたのが思い出されました。

臍帯は正常であった

平成一九年五月には、もう一つ大きな前進がありました。それは貞友弁護士の指示で、仁美がP総合病院の古城伸一《こじょうしんいち》医師のカルテを入手したことです。

P総合病院は、美香ちゃんが事故の直後、二日だけ滞在した病院です。法的手段をとらなくても、「カルテの内容のことで何かわからないことがありましたら、いつでもご連絡ください」と言って、古城医師がカルテのコピーをすべて手渡してくれました。

そのP総合病院のカルテを読み、高志たちは驚きました。

鱒水クリニックの看護師が作成した新生児移送報告書（P総合病院の古城医師が保管）に、「臍帯正常」と記載されていたからです。

〈臍帯正常?〉

臍帯が正常ということは文字どおり臍帯に異常がなかったということです。臍帯卵膜付着も、臍帯の切断もなかったということです。

〈やはりそうだったんだ!〉

この「臍帯正常」という新生児移送報告書の記載は、助産記録の内容と完全に一致しています。臍帯が正常であったことは、ほぼ間違いないところでした。これまで一年半にもおよぶ高志たちのむやむやとした疑問が一挙に氷解した瞬間でした。

〈助産師も看護師も、臍帯が正常であったことを確認している〉

〈臍帯卵膜付着だとか、千切れていたなどと言っているのは鱒水医師だけだ〉

いや、その鱒水医師さえも、当初から臍帯が千切れていたと言っていたわけではありません。わざわざ臍帯が千切れていない図を描いて、「臍帯圧迫」と説明していました。

〈どうひかえめに推測しても、臍帯が千切れていたとは考えられない〉

高志と栗木はそう結論しました。

「児に貧血なし」

P総合病院のカルテの中には、さらに決定的な記録が残っていました。

それは、事故翌朝の九時に記載された古城医師のメモです。

同メモには、事故翌朝の鱒水医師との「電話会談」の内容が箇条書にされていました。それを会話体に再現してみると、

古城　新生児移送報告書に胎盤早期剥離《たいばんそうきはくり》と記載されています。これが胎児仮死の原因ですか。
鱒水　いいえ。胎盤早期剥離という記載は撤回いたします。
古城　では、胎児仮死の原因は何ですか。
鱒水　実は臍帯卵膜付着がありました。
古城　新生児移送報告書には「臍帯正常」と書かれていますけど。
鱒水　その記載は看護師が書いたもので、誤りです。報告書の備考欄に私が「臍帯卵膜付着」と書いています。臍帯卵膜付着が原因で分娩直前に臍帯が千切れ、出血のため胎児仮死にいたりました。
古城　出血？　でも血液検査の結果は anemia マイナスでした。児に貧血はありません。
鱒水　マイナスでしたか。
古城　はい。出血はなかったと考えられます。分娩直前に臍帯が千切れたという事実を確認されましたか。

鱒水　いや、貧血なしということなら、千切れていなかったということになりますが。
古城　では、胎児仮死の原因は何だと考えられますか。
鱒水　臍帯が細かったのは間違いありませんから、やはり臍帯圧迫により血流が途絶したと考えられます。
古城　臍帯は千切れていなかった、ということでよろしいでしょうか。
鱒水　はい。

5　判明した事実

宙に浮く証拠写真

古城医師と鱒水医師の電話会談の内容は驚くべきものでした。

高志と栗木の会話です。

「よその病院には、病名など何とでも報告しておけばよい、ということでしょうかね」

「胎盤早期剥離とか、分娩直前に臍帯が千切れたとか、まったく言いたいほうだいだ」

「そんな話、私たちは聞いていませんよね」

「しかし、高志くん。いずれにしろ臍帯正常ということなら、どう考えても臍帯は千切れていなかったということになる。助産記録、新生児移送報告書、そして古城医師の血液検査、その翌朝の電話会談……。そのどれをとっても、臍帯が千切れていたという話にはならない」

「ということは、臍帯が千切れている例のポラロイド写真だけが、宙に浮いているということになりますね」

「そこだよ。だからそれをごまかすために、出産後、胎盤を片づけるときに、なんてことを後から言い出したんだよ」

なぜ「出産後にポロリ」なのか

これまで、どうしても腑《ふ》に落ちないことがありました。

それは、鱒水医師がなぜ「出産後にポロリ千切れた」などと、突飛なことを言い出したかという点です。

何の意味もなく嘘をつく人はいません。鱒水医師がわざわざ「出産後」ということを強調するようになったのはなぜか。これまでその理由がわかりませんでした。しかし、今やっとその理由が明らかになりました。

鱒水医師が「出産後」を強調するようになった背景には、「翌日または翌々日の森田助産師の報告」（鱒水医師談）などではなく、「児に貧血なし」というP総合病院の血液検査の結果が存在していたのです。

鱒水医師は一方において臍帯が千切れた例の写真を持っています。他方、P総合病院の古城医師の報告は「貧血なし」でした。この「貧血なし」という動かすことのできない事実を突き付けられ、鱒水医師はあわてたに違いありません。「貧血なし」だと、どう考えても手持ちの「臍帯が千切れた写真」では具合が悪いことになるからです。

〈だから、何とかつじつまを合わせようとして、出産後だなんてことを言い出したんだ〉

栗木はそう確信しました。

出産後に千切れたということにしておけば、「貧血がないのに、なぜ臍帯が千切れた写真なんですか？」といった家族の疑問に何とか答えることができます。

事実、鱒水医師は、面談時に「これ私の写真ですか」と仁美に聞かれ、臆面もなく、「はい、臍帯は千切れていました。しかし、切断したのは出産後に胎盤を片づけるときでしたので、児に貧血はありませんでした。間一髪《かんいっぱつ》、本当に危ないところでした。これがその証拠写真です。ほら、ここが千切れてるでしょう」

と語っています。

鱒水医師の窮極のねらい

要するに、「出産後、胎盤を片づけるときに臍帯が千切れた」などというのは作り話に過ぎません。血液検査の結果と写真の矛盾を糊塗《こと》するための作り話に過ぎません。その作り話に尾ひれまでつけて、鱒水医師がまことしやかに語ろうとするのはなぜか。

その答えは明らかです。

「高志くん、それは、証拠写真に疑いをもたれないようにするためだよ。写真に疑いをもたれたら万事休す。肝心の臍帯卵膜付着の話も吹っ飛んでしまうからね」

栗木はそう断定しました。

「ということは、臍帯卵膜付着の存在を信じ込ませること、それが鱒水医師の窮極のねらいと見て、間違いないですね」

「そうとしか考えられない。鱒水医師は、臍帯卵膜付着に事故の責任をすべて転嫁《てんか》したいわけだ」

「しかし、臍帯は正常ということですから、どう見てもこの臍帯が千切れている写真は偽物ですね」

「そう考えたほうが話のつじつまが合う。高志くん、写真はやはり他人のものだよ」

栗木は一歩ふみ込んで、そう結論しました。

しかし、証拠保全がなされた時点では、まだ写真が他人のものだという確証はありませんでした。

第六章　提訴を決意

1　専門医の知見

大きな雛人形

美香ちゃんが生まれて一年半近くが過ぎた平成一九年の初夏。

美香ちゃんの容態が少し良いと聞き、遠方に住む浅田高志の両親が手づくりの赤飯を持ってやって来ました。証拠保全が実施された一カ月後のことです。

狭いマンションのリビングルームに大きな雛《ひな》人形をかざり、三カ月遅れの桃の節句をみんなでお祝いしました。

「高志は子どものときから勉強が好きだったけど、美香ちゃんも眉と目がしっかりしている」

「本当だ。高志の小さいときにそっくりだね」

高志の両親はそう言ってよろこびました。

しかし、しばらく滞在すると、美香ちゃんが普通の赤ちゃんとあまりにも違うことに気づき、二人はショックを隠しきれないようでした。

そんな両親の姿を見て、高志が言いました。

「元気に生まれた子だって、成長してからどうなるかわからない。交通事故にあったり、悪いことをしたり、いじめられたりして、いつ両親を悲しませないともかぎらないからね。どっち道、親は子のために苦労させられる」

この気丈な高志の言葉は、二十四時間、美香ちゃんの介護に追われる仁美に対するいたわりの言葉でもありました。

いつもは陽気にふるまう両親の涙を、高志はこの日はじめて見ました。

ふたたび今治セミナー

その年の盛夏、事実の解明をめざす高志たちの戦いに大きな転機が訪れました。それは高志が今治セミナーに参加したことによってもたらされました。

高志の記録によると、この日も講演会のあと一人あたり約三〇分の持ち時間で、産科や小児科の先生と一般参加者の相談会がもたれることになりました。

やがて順番になり、高志は、少しむずかしそうな表情をした渋谷康弘《しぶややすひろ》先生の前に座りました。渋谷先生は東京の病院の産婦人科長という要職にあります。

貞友法律事務所と連絡をとりながら周到に準備してきた質問事項のメモと、カルテや分娩記録のコピーを渋谷先生に手渡し、面談が始まりました。昨年、栗木三郎が準備不足のままで面談にのぞんだのとは大違いです。

渋谷先生との面談

手渡された資料を見ながら、まず渋谷先生から質問がありました。

「陣痛促進剤が投与された事例ですね。投与した理由は何ですか」

「微弱陣痛だと言われています」

「微弱陣痛？」

渋谷先生はカルテをめくりながら、

「プロスタルモンを投与した理由が、いま一つはっきりしませんね」

と、首をかしげました。

「四錠、投与されていますね」

「はい。予定していた五錠目と六錠目は中止されています。中止した理由は、すでに強い陣痛が来ていたからだと思いますが、先生、その推測でよろしいでしょうか」

「そうですね。その推測でよいと思います」

「その分娩室に入る前の強い陣痛ですが、過強陣痛と呼べるものでしょうか」

「うーん、学会定義上の過強陣痛が認められるレベルには達していませんね」

高志は冷静に、しかし食い下がるようにして質問をつづけました。

「あとで削除されているようですが、当初カルテにはCPD(−)、つまり児頭にくらべ骨盤が小さかったと記載されていました。仮にそうだとして、その事実によって過強陣痛発来の危険性があったと主張する補強材料にはならないでしょうか」

「補強材料とするには、少し根拠が弱いように思います」

「……」

「カルテには、なるほどそう書いてあります。しかし、本当に児頭骨盤不適合《じとうこつばんふてきごう》が存在したかどうか自体が疑わしいですね。陣痛の誘発、つまり出産を人為的に早めることを正当化するために、そう書いただけではないですか。昔は早婚のため、お母さんの骨盤が小さ過ぎるということがよくありましたが、今はそういうことはめったにありません」

児頭骨盤不適合などということはありえず、したがってその角度から医師の責任を追及するのはむずかしいというのが、渋谷先生の意見でした。

モニターの不装着

高志が気を落としていると、渋谷先生が、〈おやっ〉という表情を浮かべ、モニター記録に目を移しました（本書四三頁の図２ｂ）。

「うーん、この分娩室でとったモニター記録の波形はひどい状態ですね」

「医者は、カーテンのむこうで帝王切開の手術をしながら胎児の心音を聞いていたと言っています」

「それは無理でしょう。モニターの音で、胎児の状態を監視することはできません。波形の異常は目で見なければわかりません」

「このグラフ、相当にひどい状態でしょうか」

「胎児仮死の状態です」

「……」

「検討しなければならないのは、ここまで悪くなっていない、もう一つ前の段階の記録です。分娩室に入る直前のモニター記録はどれですか」

「ありません」

「ない？」

「はい。約五〇分間、モニターが取りはずされていました」

「取りはずされていたのですか」

モニターが装着されていなかったと聞き、渋谷先生はきびしい表情になったといいます。

2　我妻尭先生

市ヶ谷法曹ビル

高志が今治セミナーに参加した翌々月の平成一九年一〇月。仁美と高志、それに栗木の三人が千代田区九段北市ヶ谷の貞友法律事務所を訪れました。

その日は貞友義典弁護士の紹介で我妻尭先生に面会し、美香ちゃんの件で民事事件として提訴できるかどうか、専門医としての意見をお聞きすることになっていました。

ずうっと美香ちゃんのそばにいて、介護ばかりしてきた仁美にとっては、久しぶりの外出です。心なしか市ヶ谷の景色が楽しく感じられました。市ヶ谷は仁美にとって、学生時代によく来たなつかしいところです。その数年後にこんなひどい目にあうなんて想像もしなかった楽しい思い出が、そこにありました。

靖国通りを歩くと、その日は実にさわやかな秋晴れの日で、どこからともなく心地よい金木犀《きんもくせい》の薫りがただよって来ました。

しゃれたお店がならぶ通りを少し行くと、市ヶ谷法曹ビルに着き、その六階に貞友法律事務所がありました。

きちんと整理された部屋で、女性の事務員が数人パソコンにむかって軽快にキーをたたいていました。

産科医学界の権威

「どうぞこちらの部屋にお入りください。我妻先生がお待ちです」

貞友弁護士に案内されて、仁美たちは別室にむかいました。

貞友弁護士は、我妻先生から医療の是非を問う姿勢、心構えを徹底的に教えられたといいます。我妻先生との検討会を前に、さすがの貞友弁護士も、

「我妻先生に質問するときには、十分な準備をしなければ叱られます」

と、少し緊張したようすでした。

貞友弁護士によれば、我妻先生は相談依頼者が同席していてもダメなものはダメとおっしゃるとのこと。仁美たち三人も緊張して検討会にのぞみました。

我妻先生がどのように判断されるかによって、仁美たちの運命が決します。

我妻先生は東京大学医学部を卒業。アメリカ留学をへたのち東京大学講師、助教授、国立病院医療センター産婦人科医長、同国際医療協力部長、局長を歴任し、その後、国際協力医学研究振興財団理事などを兼職されています。

我妻先生は産科医界の権威で、栗木が大学の図書館で見つけた大著『鑑定からみた産科医療訴訟』（前掲）の著者でもあります。

過強陣痛について

我妻先生は高齢でしたが、さすがは高名な医師といった感じで、きちんと背筋をのばしてテーブルにむかい、明晰《めいせき》な言葉で話す人でした。

我妻先生の意見は多岐にわたっていましたが、ここでは、仁美たちがとくに印象に残ったことを二点だけ記しておきます。

第一点。我妻先生も、本件では日本産科婦人科学会の定義に該当するような過強陣痛は認められないと言われました。しかし、「実は、その学会の定義自体が問題である」というのが我妻先生の意見でした。

「現に学会定義でいうところの過強陣痛に該当しなくても、事故が発生しています。とくに陣痛促進剤の効能は個人によって大きく異なりますので、細心の注意が必要です」

「その学会の定義が決まったのは一九八〇年代ですよね」

貞友弁護士が質問しました。

「そうです。当時はまだ陣痛促進剤も分娩監視装置も今ほど普及していなかった時代です。したがって、当時の学会定義をそのまま今日の臨床事例にあてはめて診断するのは危険です」

遅発一過性徐脈

第二点。我妻先生は、仁美が分娩室に移動した直後の胎児心拍図について、変動一過《へんどういっか》性徐脈《せいじょみゃく》（巻末注3）ではなく、遅発一過性徐脈《ちはついっかせいじょみゃく》（巻末注4）の特徴をそなえているという見解でした。

「やはり遅発一過性徐脈ですか」

貞友弁護士が念を押すように質問すると、

「はい、陣痛促進剤の投与が原因だと考えられます。極度に悪化しているので波形の細かな部分を読み取るのはむずかしいところもありますが、四つの一過性徐脈が認められ、いずれも陣痛の開始よりもややおくれて始まっていますので、基本的に遅発一過性徐脈です。遅発一過性徐脈が反復され、胎児心拍の基線細変動、細かな波動も消失しています。どう見ても胎児仮死の状態です」

「ということは、医師はその前の段階で分娩監視装置を取りはずしているわけですが、そのときに胎児の状態がすでに極度に悪化していたということですよね」

「そうです。そんな危険な状態のときに分娩監視装置を取りはずすなんて、とんでもない医者です」

「医師が分娩監視装置を取りはずしたことを、医師の注意義務違反として理論構成することは可能でしょうか」

「十分可能です。きわめて不適切な行為であったと判断されます」

この最後の部分を述べるとき、我妻先生はきびしい表情になりました。

我妻先生は帰りぎわに、あらためて「医師の責任を問うことができる」と述べられ、「より細かく検討する」と約束してくれました。我妻先生の意見は、のちに我妻鑑定書（私的意見書）として裁判所に提出されます。

3　二つの手術

美香ちゃんの住む世界

証拠保全が実施され、我妻先生と貞友弁護士によるカルテの解読が進みました。しかし、美香ちゃんの容態はいぜんとして深刻でした。

美香ちゃんには嚥下《えんげ》障害があり、飲み込むという行為が一切できません。

そのため、当初は鼻から管を通して栄養補給する方法がとられていました。しかし、それでは呼吸との関係がうまくいかないので、一歳半になった平成一九年六月に手術をうけ、胃に直接ミルクを送り込む方法がとられることになりました。胃ろうの手術です。

また、美香ちゃんの聴力はきわめて弱く、無音の世界にいるといっても言い過ぎではありませんでした。

そうしたなか、仁美たちが我妻先生と面談した翌月（平成一九年一一月）、美香ちゃんはさらに気管切開手術をうけることになりました。喉《のど》に穴を開け、そこから空気を入れて呼吸をしやすくする手術です。胃ろうの手術につぐ大手術でした。

この手術で気道が確保され、美香ちゃんの呼吸不全がある程度まで緩和されました。しかし、それと引きかえに、美香ちゃんはほんの少し出すことができるようになっていた貴重な音声（泣き声）を、完全に失うことになりました。

美香ちゃんが初めて声を出して泣いたときのことが思い出されます。あれは生後三カ月、梅の花咲く春分の日のことでした。待ちに待っていた美香ちゃんの泣き声。仁美も恭子もしばらく歓喜の涙が止まらず、そのニュースはただちに高志の両親や、仁美の従姉妹《いとこ》、叔父叔母《おじおば》にも知らされました。ところが、一年八カ月後、美香ちゃんはその貴重な泣き声を失うことになったのです。

かろうじて目で母や父の姿を追うことができます。しかし、音を聞くことができず、声を発する手段を完全に絶たれ、しかも寝ているだけで呼吸が苦しくなる世界。それが美香ちゃんの住む世界でした。

〈なぜこんなことになってしまったのか〉

美香ちゃんの出産予定日が、年の瀬であったことも、悲劇につながったかもしれないと思うと、高志は仕事に集中できなくなることがありました。

勝村久司さんの講演を聞きに行ったときのことが思い出されます――。

火曜日の午後二時が出産のピーク

あの日、勝村久司さんは、朝日新聞の社説「危険を直視しよう」と、毎日新聞の記事「赤ちゃんはおはようが好き」のコピーを配布し、自分で集められた貴重なデータを示しながら驚くべき事実を紹介してくれました。

日本においては毎日約三〇〇〇人の赤ちゃんが誕生しているが、曜日によって出生数が異なる。統計によれば、断然多いのが火曜日で、一番少ないのが日曜日。火曜日の平均は三七〇〇人くらいだが、日曜日は二五〇〇人を切っている。年間では、医者が休みをとりたい年末やゴールデンウィークの出生率が極端に低い。時間別出生を見ると、午後二時の出産が断然多く、夜間の出産はその半分以下となる。

右の諸データから、陣痛促進剤がお産のリズムをいかに攪乱《かくらん》しているかがわかると、勝村さんは述べていました。日曜日や年始年末、ゴールデンウイーク、そして夜間に赤ちゃんの出生率が極端に低くなり、逆に平日の、しかも火曜日の午後二時に出生率が高まるなんて、驚くべき事実というほかありません。

自然分娩では、曜日による分娩数の差はなく、時間による差も、朝夕の六時をピークに少し増減するだけで、火曜日の午後二時に出産のピークが来るなどということは絶対にありえないことです。医師の都合による陣痛促進剤の濫用がおこなわれていることは明らかでした。

生命への冒涜

そういえば、美香ちゃんの出産予定日は数日後にクリスマスと正月をひかえた一二月二〇日（火曜日）でした。

統計上、この時期の平日は陣痛促進剤を常用する産科医にとっての「書き入れどき」で、一年のうちで、もっとも危険なときだったことになります。

事実、鱒水英男医師が「骨盤が小さ目ですので早く産ませたほうがよい」と言ったのは、出産予定日の二週間前の通院中のことです。マイリス注射が始まり、それが連日つづけられるなか、一八日に卵膜剥離《らんまくはくり》の手技。その直後から頭痛、吐き気がひどくなり、翌朝に入院すると、「少し痛みをつけましょうね」と言って仁美の同意なしにプロスタルモン四錠の投与。

まさに計画的な、絵に描いたような陣痛の誘発、促進でした。

〈これは、小さな生命と母体に対する侮辱的行為そのものだ〉

〈医療事故と呼ぶことすらできない、生命への冒涜《ぼうとく》だ〉

高志たちは悔しい思いをなんど噛《か》みしめたかわかりません。

第二子の誕生

そうしたなか、平成二〇年の春がめぐって来ました。

美香ちゃんが迎えた三度目の春です。

その四月四日、栗木の携帯電話に待ちに待ったビッグ・ニュースがとどきました。

「男の子です。無事に生まれました。母子とも元気です」

電話のむこうで、高志の声がうわずっていました。第二子（信哉ちゃん）の誕生です。

「よかった。よかった、よかった」

栗木は体調をくずして寝ていましたが、ベッドであおむけになったまま携帯電話を持って万歳をくり返しました。

栗木が大喜びするのも無理はありません。この第二子の誕生については、口にこそ出しませんでしたが、家族一同が心配していました。

何よりも病院さがしが大変でした。

仁美が隣町の病院を訪問し帝王切開による出産を希望すると、「どうしてですか」と医師から怪訝《けげん》そうな顔をされたといいます。やむなく美香ちゃんの事故のことを話すと、なかには警戒感を露骨に示す医者もいました。

クリスチャン系の病院なら、そのあたりの事情を理解してくれるのではないかと思い、足をはこんでみましたが、「予約でいっぱい」とのことでした。

しかたなく、少し遠方の小さな産院を選ぶことにしました。小さな産院を選ぶことには抵抗感もありましたが、運よくその産院の新里純男《にいさとすみお》医師が素晴らしい人でした。

「わかりました。大変な目にあいましたね。赤ちゃんは自然に生まれるのが一番です。なにも薬を使わなくても赤ちゃんは自然に生まれるものです。ご安心ください。もちろん帝王切開の必要はありませんが、ご希望でしたらそうすることにいたしましょう」

その高齢の新里医師は、美香ちゃんの話を聞いて目に涙を浮かべていたといいます。

「産科医の一人として、こういう話を聞くのは本当につらいことです。でも、こんどは大丈夫です。間違いなく元気なお子さんが生まれます」

新里医師はそう言って、仁美を励ましてくれました。

——それから数カ月後、無事に第二子が誕生したのです。

高志がパソコンに送付してきた写真には、泣き声を精いっぱい張り上げている男の子が写っていました。美香ちゃんによく似た子でした。栗木はパソコンの画像を拡大したり縮小したりしてなんどもそれを見つめ、涙をこぼしました。

〈もう負けたってかまわない。裁判に全力を尽くすのみだ〉

栗木は心底そう思い、身体の中からごく自然に勇気のようなものがわいてくるのがわかりました。

4　むずかしい裁判

不法行為

信哉ちゃんの誕生によって家庭の中が久しぶりに少し明るい感じになった、その年の六月。貞友義典弁護士から電話があり、仁美と高志、そして栗木がふたたび市ヶ谷の法律事務所を訪れました。

事故にあってから二年半、貞友弁護士に依頼の電話をしてからでも二年近くが過ぎていました。

昨年の一〇月に我妻尭先生と面談した部屋に、仁美たち三人が通されました。

「方針が決まりましたので、お伝えします。この秋に訴状を提出することにします」

待ちに待った貞友弁護士の言葉でした。三人は胸が熱くなるのをおぼえました。

〈ついにその日が来たか〉

まだ梅雨は終わっていませんでしたが、市ヶ谷法曹ビルの窓には初夏のまぶしい陽光が降りそそいでいました。

「本件を民事事件として訴えます。債務不履行でも訴えることができますが、理論構成としては主として不法行為でいくことになります」

不法行為とは何か。

不法行為については、民法七〇九条にその要件と効果が規定されています。


故意又は過失によって他人の権利又は法律上保護される利益を侵害した者は、これによって生じた損害を賠償する責任を負う。


貞友弁護士によれば、故意とは「自分の行為が他人に損害を及ぼすことを知っていて、なおかつあえてこれをやる」ことであり、過失とは「善良なる管理者の注意を欠く」こと、つまり「通常人または専門家としての注意のたりない」ことです。

不法行為の対象になるのは財産権だけでなく、生命、身体、自由、名誉などの人格権もふくまれるといいます。

仁美たちは、これまで裁判といえば、テレビや映画の世界のことと思っていました。ところが今、自分たちが、「原告」「被告」とか「訴状」「答弁書」といった言葉が日常的に飛びかう世界に入ろうとしているのです。平成二〇年六月二〇日は、仁美たちにとって忘れることのできない日になりました。

立証のむずかしさ

その日、仁美が駅で買ってきたケーキが出され、みんなでお茶を飲みながら、貞友弁護士から今後の裁判の見通しについての話がありました。

「さて、本件の今後の見通しですが、提訴するからには、もちろん全力でやらせていただきます。しかし、以前にも少し申し上げたかと思いますが、本件は少々むずかしい裁判になるかもしれません」

貞友弁護士が今後の見通しについて、「少々むずかしい裁判」という言い方をしました。

「ご存知のように、たとえば、本件においては臍帯卵膜付着があったことを示す写真が存在します。臍帯卵膜付着があったことをいちおう認めたうえで、こちらの主張をしていかなければなりません」

「……」

「そして、分娩室に入る前の約五〇分間のモニター記録が存在しません」

「……」

「モニター記録が全部そろっていれば、過強陣痛や遅発一過性徐脈《ちはついっかせいじょみゃく》の存在、つまり陣痛促進剤がいかに影響したかが立証しやすくなります。しかし、その肝心のモニター記録が大事なところで欠落しています。重要な資料を欠いたままで戦わなければなりません」

「モニター記録がないのは、医者の責任ではないのですか」

高志が質問しました。

「はい。それは医者の責任です。しかし、裁判においては、仮に資料が欠落していても立証責任（巻末注5）はこちらが負わなければなりません」

「医者が嘘をつき、カルテを改竄《かいざん》していてもですか」

「はい。写真が怪しいとか、転医先の医師に嘘の説明をした、カルテを改竄した、説明がコロコロ変わる等々の事実があったとしても、ただそれだけで医師の法的責任、つまり不法行為責任や契約責任を問うことはできません」

「……」

「医者が嘘をついたり、カルテを改竄したりするのはよくありません。当然です。しかし、仮にそうだとしても、そのことが原因で胎児が脳性まひになるわけではありません」

「……」

「私たちが裁判でやらなければならないのは、なぜ美香ちゃんが脳性まひになったのか、その原因を究明し、それとの関係で医師の過失を立証することです」

「過失の立証がポイントになるわけですか」

「そうです。医師の不誠実さや、医療行為の安易さやずさんさを裁《さば》くことが裁判の究極の目的ではありません」

貞友弁護士の説明は明快でした。

専門家と素人の違い

〈ということは、これまで自分がやって来たことは、まったくの徒労だったということか〉

貞友弁護士と高志の会話をそばで聞いていて、栗木は不安になりました。

栗木はこれまで、鱒水英男医師の嘘をあばくことに全力を投入してきたといっても過言ではありません。

とりわけ栗木が多くの時間をさいたのは、カルテの書きなおしや改竄の事実を把握し、なぜそうした行為がおこなわれたかを検討してみることでした。そして、なぜ美香ちゃんの転医先のP総合病院に虚偽報告がなされたのか、その意味をさぐることにも多くの時間をさきました。また、医師との面談記録（録音テープ）の内容を整理して、鱒水医師がどういうところでどう嘘をついているかを見破ることにも全力をつくしました。

その結果、「出産後、胎盤を片づけるときに臍帯が千切れた」などという説明がでたらめであることや、証拠写真がかぎりなくクロであることを発見し、

「これで勝訴は間違いないだろう」

と、栗木は自信をもって仁美や高志に説明していたほどです。

ところが、貞友弁護士の話では、裁判においてはそうしたことが主たる争点にはなら

ないというのです。

訴訟の専門家と素人の観点の違いを、まざまざと見せつけられた瞬間でした。

狭い町の訴訟

〈訴訟を起こすということは、やはり簡単なことではない〉

訴訟を提起する者の前に立ちふさがる法理論上の壁——過失や因果関係、立証責任、証拠能力（巻末注5、6）など——とは別に、仁美たちが住む町のクリニックを訴えることのむずかしさについても、栗木は考えざるをえませんでした。

高志と仁美が住むマンションは栗木の家からそう遠くない所にあり、市街地に属するとはいえ、まだ町工場や商家など、古いコミュニティーを随所に残す新旧混在の住宅地です。したがって、その町にはかつての同窓生や顔見知りの人が数多く暮らしています。

そうした人間関係が周密な昔ながらの狭い町で、地域の産婦人科の医師を訴えるということにはリスクがありました。地域の平穏をみだす身勝手な行為と見なされるおそれが、皆無とはいえなかったからです。

あのクリニックで世話になった人たちは少なくありません。高志の友人の奥さんも、あそこで世話になったと聞いています。仁美の知人も、二年前に鱒水クリニックで赤ちゃんを産んでいます。「鱒水クリニックは部屋がきれいだから、いいですよ」と言って、仁美に紹介してくれた人も、この町に住んでいます。

鱒水クリニックで赤ちゃんを無事に産んだ人たちは、誰しも心理的に鱒水医師の潜在的支持者になることが予想され、栗木は重い気持ちになりました。

戸外に出ると、可愛い赤ちゃんの写真をかかげた鱒水クリニックの看板がいたるところに見られます。その大きな看板は、道路ぞいの空き地、住宅地の入り口、スーパーマーケットの駐車場にかかげられています。鱒水医師の潜在的支持者は思いのほか多いかもしれません。

自分たちは、やむにやまれない気持ちで裁判を提起しようとしているにすぎません。しかし、他人の目から見れば、自分たちの必死の戦いも、子や孫が可愛くてやっているだけの利己的な行為に見えるのではなかろうか。

そして、いずれ裁判のことが、仁美の友人や高志の職場の人たちに知れ渡るのではなかろうか。

栗木にはそうした不安が残りました。

5　古城医師の転勤

思いがけない出来事

提訴が決まってから二カ月ほど過ぎたある日、仁美は、美香ちゃんが救急車で最初に搬送されたP総合病院の古城伸一医師を訪ねました。

提訴が決まったことを報告するのが、訪問の目的でした。

古城医師は有名な小児科の先生です。障害がある子どもと、その家族を支えるボランティア活動をおこなっている医師としても知られています。

仁美にセカンドオピニオンの大切さを教えてくれ、また、「臍帯がポロリ取れた」などという鱒水医師の嘘がどのような経緯のなかで生まれたかを解明する手がかりを、カルテの中に残してくれていた先生です。

仁美が小児科の窓口に行くと、受付の女性が思いがけないことを言いました。

「古城先生は転勤されました」

「えっ、どちらに行かれたんですか」

「ここではわかりません」

受付の女性のそっけない対応に仁美は当惑しました。

古城医師から手紙

その一カ月ほど後、古城医師から仁美に手紙がとどきました。古城医師の転勤先をインターネットで知った仁美が、季節の挨拶をかねて手紙を出していましたので、「その礼状かな」と思いました。しかし、単なる礼状にしては分厚い手紙でした。

仁美が開封してみると、美香ちゃんの容態を気づかう文面につづけて、「新聞報道でご承知かと思いますが、私が勤めていたP総合病院は現在、一つ医療裁判をかかえています」

と書かれていました。

仁美が急ぎ次を読むと——、

　私は、そもそもこの件を裁判にするべきではない、我々の医療ミスだから謝罪すべきだと院長をはじめ関係者に文書をもって訴えました。しかし、裁判が始まってしまいました。障害をもつことになる子を、そして、そのご家族をどう支えていくかよく考えるべきだと説きましたが、聞き入れられませんでした。

また、古城医師は辞職を決意したときの心境についてこう書いていました。

医療過誤が存在しなかったとする上司と、この件に関して大きく見解が異なる以上、同じ職場で仕事をするのはむずかしいと私は判断しました。家族の希望もあり、いずれ勤務地をかえたいとは思っていました。しかし、この医療事故が今回の転勤の一因になったのは事実です。これまで障がい児とその家族を支援する活動や、医療事故調査委員会の設置など、人並みに頑張ってきたつもりですが、もうこれ以上、P総合病院で勤務することは無理だと考えるにいたりました。

白い巨塔

仁美は、古城医師に最初に会ったときから、責任感の強そうな先生だと感じていました。その古城医師が医療事故の対応をめぐり、同僚の医師と対立し、職場を去ることになったというのです。

〈古城先生のような医師が居づらくなる組織って、何だろう?〉

山崎豊子の小説をドラマ化した「白い巨塔」に出てくる里見助教授のことが思い出されました。里見助教授は大学病院の大勢に抗して法廷で患者側の証人に立ち、最後に職場を去って行った医師です。

〈ドラマのようなことが実際にもあるのだろうか……〉

正しいからといって、勝てるわけではありません。裁判に勝つということは、途方もなくむずかしいことなのかもしれません。

仁美は古城医師の手紙を読み、一人とり残されたような気持ちになりました。

第二部　裁判

第一章　裁判始まる

1　訴状と答弁書

訴状の提出

事故がおきてからまもなく三年になろうとしていました。美香ちゃんの容態はいぜん深刻で、仁美と恭子たちの二十四時間介護がつづいていました。

そうした平成二〇（二〇〇八）年一〇月。貞友法律事務所から、X地方裁判所に提出した分厚い訴状のひかえが浅田高志たちに送付されてきました。訴状の本文だけでも四〇頁をこえています。それにカルテや医学文献などが証拠として添付されており、ずっしりとした重みがありました。

高志たちがその訴状を読むと、鱒水英男《ますみずひでお》被告の注意義務違反（過失）について次のように書かれていました。

1　注意義務Ｉ違反

鱒水医師は、医学的適応（巻末注7）がない場合にはさまざまな危険性をもつプロスタルモンE錠を使用してはならないという注意義務Ⅰを負っていた。しかるに、鱒水医師は、原告仁美に対し、未だ三九週六日に過ぎず、また、母体や胎児に速やかに胎児を娩出《べんしゅつ》させなければならない必要性が何も生じていないにもかかわらず、プロスタルモンE錠を服用させ、その結果として過強陣痛を引き起こし胎児仮死に至らしめた。

2　注意義務Ⅱ違反

鱒水医師は、プロスタルモンE錠を投与したのであるから、分娩《ぶんべん》監視装置を用いて、胎児心拍と子宮収縮の状態を監視しなければならない注意義務Ⅱを負っていた。ところが、鱒水クリニックの医療従事者は、鱒水医師の指示により分娩監視装置を取り外《はず》し、分娩監視を行わなかった。

〈いよいよ裁判が始まる〉

貞友義典《さだともよしのり》弁護士が書いた訴状の注意義務違反（過失）のところを読み、高志たちは心強く感じました。

〈鱒水医師の過失は明らかだ〉

〈これでは反論のしようがないだろう〉

高志たちはそう思いました。

被告の答弁書

しかし、裁判はやはり甘いものではありませんでした。

訴状が提出されてから三カ月余が過ぎた平成二一年一月、被告代理人の柿山正博弁護士らによって答弁書が提出されてきました。そこには、被告鱒水医師の注意義務違反を否認する文言がならんでいました。

1　鱒水医師の注意義務Ⅰ違反について、否認ないし争う。

原告浅田仁美には陣痛が強くならない微弱陣痛の症状が認められたのであるから、陣痛促進剤の投与にはなんら問題がなく、医学的適応が認められる。

2　鱒水医師の注意義務Ⅱ違反について、否認ないし争う。

分娩監視装置を取りはずしたのは事実であるが、それは少しでも妊婦を楽にしてあげたいとの配慮からおこなったことであり、鱒水医師の注意義務違反は認められない。

浅田高志と栗木三郎は被告の答弁書に目を通し、驚きました。

「ここまで否認するとは思いませんでしたね」

「これでは全面否認だ」

貞友弁護士が「この裁判はむずかしくなる」と言っていたのが、あらためて思い出されました。

2　準備書面の応酬

第一回口頭弁論

訴状と答弁書が提出されると、そこで提起された争点をもとに裁判が進行します。

平成二一年二月二日、午後一時一〇分。美香ちゃんが三歳になった冬、X地方裁判所で第一回口頭弁論がおこなわれました。

しかし、口頭弁論とは名ばかりで、その内容はいたって実務的なものでした。裁判官と、原告、被告双方の弁護士が訴状や答弁書などの書類を確認し、次回の裁判日を三月九日と決定しただけで、第一回口頭弁論が終了しました。

ラウンドテーブル法廷

第一回口頭弁論が終わって一カ月余が過ぎた三月九日。本格的な論戦が始まると聞き、仁美と高志、そして栗木の三人が、貞友弁護士につれられて緊張した面持ちで指定された法廷に入ると、そこは普通のアパートのダイニングルームくらいの狭い部屋で、その中央に楕円形《だえんけい》の大きなテーブルがおかれていました。

第一回口頭弁論がおこなわれた広い法廷とは、すっかり雰囲気が異なります。

仁美と高志は、貞友弁護士とならんで上座から見て右側の席につきました。

栗木は、書記官の指示で、テーブルから少しはなれたところにおかれた椅子（傍聴席）に座りました。

数分後、第一回口頭弁論のときにもいた口髭《くちひげ》をはやした五〇歳くらいの被告の弁護士が一人、部屋に入って来て、黙ったままで仁美たちの向かい側に着席しました。

鱒水被告の姿は見えません。

やがて二人の裁判官が入廷してきました。第一回口頭弁論のときにいた中年の女性と若い男性でした。

全員が起立して裁判官の着席を待ちました。

「では開廷いたします。裁判長の河津です。本日は、被告の答弁書に反論する準備書面（巻末注8）が原告側から提出されています。これに対して、被告代理人はどうされますか」

上座の中央に着席した女性の裁判長がそう言うと、被告の弁護士がなれた口調で、

「次回、反論の準備書面を提出します」

「では、被告代理人。次回の法廷ですが、四月一三日の午前一一時からではいかがでしょうか」

「すみません。さしつかえです」

「では、一週間後の四月二〇日はいかがですか」

「はい、午後からなら大丈夫です」

「では午後三時にいたしましょうか。原告代理人、それでよろしいですね」

「はい。おうけします」

貞友弁護士が同意しました。

「では、次回は四月二〇日の午後三時といたします。被告代理人はそれまでに準備書面を提出してください」

裁判長はそう言って、その日の閉廷を宣言しました。

あっという間の、わずか五分くらいの出来事でした。

二カ月に一度の法廷

三月だというのに小雪がちらつく裁判所の帰り、高志が貞友弁護士に尋ねました。

「こんなに短時間で終わるなんて、驚きました」

「そうでしょうね。約二カ月に一度、今回が原告なら次回は被告といったように、交互に準備書面を提出し、当面は書面の応酬というかたちで裁判が進められます」

「ずっと、ですか？」

「はい、この段階の裁判のことを弁論準備手続といって、ラウンドテーブル法廷でやります。一年か二年くらいつづきます。そのあと、争点が確定したところで第二回目の口頭弁論、つまり広い法廷で原告と被告、そして鑑定人や証人に対する尋問がおこなわれます」

「のんびりしていますね」

「でも、ラウンド法廷だからといって、油断は禁物ですよ。裁判官は通常あまり口を出しませんが、どこに争点があり、その争点について原告と被告のどちらがどういう証拠を提出するかを、じっと見ていますからね」

法廷に出て来ない被告

ここで高志は、もう一つの疑問点を貞友弁護士に尋ねてみました。

鱒水医師が法廷に出席していなかった件です。

「そんなに大切な法廷なのに、被告は裁判には顔を出さないようですね」

「弁護士にまかせっきりにするつもりじゃないですか」

貞友弁護士の話だと、訴状が送られてくると、事故をおこした医者はふつう医師会に報告します。すると医師会では、調査にあたる複数の医師と顧問弁護士、それに医療賠償責任保険（医賠責保険）をあつかう保険会社の担当者らを集めて検討会をもちますが、この検討会での結論がその後の被告側の法廷戦略、戦術を決するといいます。

「医師会や保険会社が組織的にサポートするわけですか」

「そうです。彼らの検討会で、もし全面的に戦うということになれば、その結論が被告に伝えられます。そして、この争点ではこう考えて、こうこう主張するので、決して過失など認めたりしないようにと、細部にわたって指示が与えられるわけです」

「ということは、私たちが戦う相手は鱒水医師個人ではなく、医師会と保険会社ということになるんでしょうか」

「はい。だから浅田さん、私たちの相手は当然、医療裁判のプロということになります」

この最後の「医療裁判のプロ」という言葉が、高志たちの心にずしりとひびきました。

3　弁護士との協働関係

奮闘の日々

当然のことながら、医療裁判はさまざまな争点、とくに医学的争点を複雑にからみ合わせながら進行します。したがって、原告、被告双方の主張がどうからみ合い、どう展開していくのか、どこが争点の中心で、どこが傍証部分なのかを理解することは容易でありませんでした。

被告の準備書面を読むたびに、

「被告は嘘をついてる」

「そんなことがよくも言えたものだ」

といった怒りが先走り、裁判の流れの全体を冷静に見る目は失われがちでした。

しかし、高志たちは必死に裁判と取り組み、裁判というものがどういう約束事のもとで進んでいくのかを、少しずつ学んでいきました。

鱒水被告がラウンドテーブルの場に一度も顔を出さないのとは対照的に、高志たち原告の側は法廷を休んだことがありません。

栗木も、第一回口頭弁論の日をのぞき全期日参加しました。

いや、それだけではありません。

栗木は時間をかけて被告の準備書面を読み返し、事実が間違っている箇所を訂正したり、問題点をチェックしてコメントを書き加えたりしました。そして、それを高志のマンションに持参し、仁美や恭子も加わって四人で検討会をもちました。

夜遅くまでおこなわれたこの検討会においては、栗木が座長役をつとめ、四人の話し合いの結果をまとめて「私たちの意見」というレポートを作成し、それを貞友法律事務所にメールで送信しました。

メールの作成と送信にかけた栗木の努力は、まさに「しつこさ」にあふれたもので、すでに送ったメールを訂正したり、さらにまたそれを訂正して送りなおしたりと、必死でがんばりました。

そうした栗木の奮闘ぶりを評して、

「栗木さんのことは、うちの法律事務所ではけっこう有名ですよ」

と、貞友法律事務所の須加厚美《すがあつみ》弁護士が笑いながら仁美に語ったといいます。

「被告の準備書面が出ると、栗木さんがいちいちメールでコメントを送ってきますので、こちらとしては、やりにくくてしかたなかったですよ」

と、これは貞友弁護士の冗談まじりの後日談です。

いつしか栗木は、貞友法律事務所を忙しくさせる「有名人」になっていました。

弁護士と依頼人

一般に、弁護士と依頼人の間には「権威と尊敬」の関係が存在します。

依頼人の前にあらわれる弁護士は、何といっても法律の専門家です。弁護士はむずかしい司法試験に合格し、法律の実務に習熟している者としての権威を有しています。

美香ちゃんの裁判の場合にも、貞友弁護士の発言と判断が終始、決定的な重みをもっていました。

〈貞友弁護士の助言と指導を抜きにして、この裁判を考えることはできない〉

栗木がよく言っていたことです。

しかし、貞友弁護士と高志や栗木たちの間には、単にそれにとどまらない関係が徐々に形づくられていきました。それは、「法を知る」弁護士と「事実を知る」当事者の協働関係（cooperation）とでも呼ぶべきものです。

高志たちは、貞友弁護士から多くのことを学び、方向性を与えられながらも、他方、自分たちが知っている「事実」を積極的に貞友弁護士に発信して必死にがんばりました。

依頼人の提供する「事実」が豊富であればあるほど、弁護士のとるべき法的手段は豊かなものになるといいます。

4　争点の形成

提訴してから一年

その後、ラウンドテーブル法廷がほぼ二カ月（ときには一カ月）おきに開催され、原告と被告が準備書面を交互に提出しました。

こちらが準備書面を提出したときには、被告を追及する貞友弁護士の歯切れの良い文章に接し、仁美たちは救われたような気持ちになりました。

しかし、その一カ月か二カ月後に被告の弁護士から準備書面がとどけられ、そこに縷々《るる》反論や弁明がなされているのを見ると、怒りとともに、何ともいえない暗い気持ちになりました。
そうしたことをくり返すうちに、訴状を提出してからまもなく一年になろうとしていました。

五つの争点

平成二一年の夏。美香ちゃんが三歳半になる頃、原告と被告の主張がいちおう出そろい、次のような五つの争点が形成されました。

1　陣痛促進剤の適応をめぐる争点
2　分娩監視装置の取りはずしの可否をめぐる争点
3　過強陣痛の存否をめぐる争点
4　分娩監視記録の解読をめぐる争点
5　脳性まひの発生原因をめぐる争点

右の五つの争点は、いずれも医学的知識がなければ理解することができないものばかりです。

裁判においては、原告（被害者）の側の苦しみや怒りが争点として取りあげられることはありません。美香ちゃんがどう苦しみ、家族がどんなに悔しい思いをしているかは、争点の外におかれるからです。

どう苦しみ、どう無念の思いをしたかではなく、なぜそういう事態がおこったのかという客観的事実が裁判の争点になります。

医療裁判というものが実際にどのようなものであるかを、高志たちはあらためて実感しました。

裁判の長期化と美香ちゃんの手術

五つの争点が形成されるなか、裁判はしだいに長期化の様相を見せはじめました。不安になり、高志が調べてみると、民事事件としての医療裁判は大きく三段階に時期区分されることがわかりました。

1　患者側（原告）の主張と医師側（被告）の反論を聞き、双方の意見の違いを整理する段階（争点の整理）。

2　患者や医師を法廷に呼び、証言させる段階（口頭弁論）。

3　双方の主張が出そろったところで、専門医の意見を求める段階（鑑定意見の聴取）。

医療裁判や薬害裁判で有名な石川寛俊《いしかわひろとし》弁護士が書いた『医療と裁判――弁護士として、同伴者として』（岩波書店）によれば、右の全過程をやりとげるためには最短で二年数カ月、平均で三、四年、長くなると七、八年かかるといいます。

〈この調子だと、美香が七歳、いや一〇歳をこえても裁判は終わらないかもしれない〉

〈美香の介護をしながら、裁判をやり抜くことなどできるのだろうか〉

高志たちは裁判の前途に不安をおぼえました。

そうしたなか、美香ちゃんは肺炎を悪化させてQ西部病院に入院しました。

美香ちゃんは脳の障がいのため、喉《のど》のところにある食道と気道の使いわけがうまくできません。そのため、痰《たん》や唾《つば》が肺にしみ込み、それが慢性的な肺炎の原因になっているとのことでした。

平成二一年の盛夏、食道と気道を分離する手術がおこなわれました。美香ちゃんが三歳八カ月のときです。

胃ろうの手術、気管切開の手術につづく大手術でした。

第二章　証拠写真

1　第六の争点の浮上

怪しい写真

鱒水英男医師の不可解な言動に接し、浅田高志たちは当初から次のような二つの疑問をいだいていました。

1　鱒水医師は、なぜ「出産後、臍帯がポロリ千切れた」などと言うのか？

2　鱒水医師は、なぜ「証拠写真といっては何ですが」などという言い方をするのか？

そのくせ、写真の中身を詳しく説明しようとしないのはなぜか？

このうち、第一の疑問は、鱒水クリニックの助産記録や新生児移送報告書、P総合病院の血液検査やカルテの記載などによってすでに氷解したといってもいいでしょう。「出産後、胎盤を片づけるときに臍帯がポロリ千切れた」などというのは、まったくの作り話であることがほぼ判明しています。

しかし、第二の疑問については状況証拠のみで確証がなく、真相は深い霧の中にありました――。

〈助産記録や血液検査から判断して、臍帯が千切れている写真はおかしい〉

〈写真は限りなくクロに近い。いや、偽物と断定して間違いない〉

〈では、どうすれば写真が偽物であることを立証できるのか？〉

裁判が始まってからも、とりわけ栗木は、ずっとこの問題にこだわりつづけていました。

しかし、裁判が始まった当初は、証拠写真の真偽が争点になることはありませんでした。

貞友義典弁護士も、「医者が写真を提出すればそれを証拠として認めざるをえない」という立場をとっていましたから、こちらから写真を争点化することには消極的でした。

また、訴訟戦術上、仮に写真が怪しいからといってその真偽を問うところからいきなり入っていくのは得策でない、というのが貞友弁護士の考えでした。

「栗木さんの気持ちはよくわかります。しかし、性急に証拠写真を争点にすると、裁判官に、それしか争う材料がないのかと思われてしまいます」

はやる栗木を制して、貞友弁護士がよく言っていたことです。

写真の証拠価値

ところが、裁判の進行とともに状況が変化して来ました。

被告側が証拠写真の存在を唯一の根拠にして、「奇形の一種たる臍帯卵膜付着が存在することは明らかである。したがって、先天性脳性まひがあったとしても不思議はない」という論法を強めてきたからです。

こうなったら、何としてでも証拠写真を叩《たた》かなければなりません。もし証拠写真の問題を放置していると、被告側の主張を黙認したことになるのではないか。

栗木はじっとしていられない気持ちになりました。

裁判所の帰り道、栗木がそうした不安を口にすると、貞友弁護士がこう説明してくれました。

「栗木さん。私たちは写真の真偽を争っているのではなく、臍帯卵膜付着の存否を争っているんだということを忘れてはなりません」

「……」

「もちろん、裁判所に写真の証拠価値（巻末注6）に疑問をもってもらえれば、大きな前進になります。しかし、仮に裁判官が写真に疑いをもったとしてもですよ、ただそのことだけで、ただちに臍帯卵膜付着説が否定されるものでもありません。この点、よろしいですね」

「……」

「写真だけでなく、カルテの記載や分娩監視記録、血液検査の結果など、さまざまな角度から立証していく必要があります。もちろん、そのさまざまな証拠の中にあって写真が重要な位置を占めることは、栗木さんのおっしゃるとおりです。ただ問題は、それをどのような争点との関連で、いつやるかです。何事にも時機というものがあります」

　この貞友弁護士の説明によって、いずれ第六の争点として「臍帯卵膜付着の存否をめぐる争点」が提起され、その争点との関連で写真の真偽が重要な判断材料になることを栗木は理解しました。

時機到来

　貞友弁護士が最初に臍帯卵膜付着の存在に疑問を投げかけたのは、美香ちゃんが食道と気道の分離手術をした平成二一年の夏です。

　しかし、これに対して被告は、

「臍帯卵膜付着の存在に疑いをもっているようであるが、臍帯卵膜付着があったことは写真から明らかである」

と、取り合おうとしませんでした。そこで、貞友弁護士は追及を一歩進めて、

「被告は写真が存在することが決定的な証拠であると主張している。しかし、カルテのどこにも写真を撮影したという記載が見当たらない。なぜか」

とせまりました。しかし、これに対しても被告は強気で、

「カルテに写真撮影に関する記載がなくても、写真が存在すること自体が証拠となる」

と、突っぱねてきました。

被告側がそのような態度をとるなら、やむをえません。

「やはり写真の真偽を問う必要がありますね。やってみましょう」

平成二一年の秋、貞友弁護士が満を持《じ》していたかのように、一挙に核心にせまる準備書面を提出しました。この準備書面には、これまで封印していた証拠写真そのものへの疑問を解き放ち、こう明記されていました。

　本件で真に臍帯卵膜付着が存在したのか否か、及び、証拠写真が本当に原告仁美から娩出された胎盤を撮影したものであるのかについて、大きな疑念を差しはさまざるをえない。証拠写真の内容について具体的に説明せよ。

この求釈明《きゅうしゃくめい》の効果はてきめんで、膠着《こうちゃく》状態におちいりつつあった本件訴訟の流れを大きく変えることになりました。

なぜなら、平成二一年の秋から、第二回口頭弁論（尋問手続）が開かれた翌年一二月までの一年余り、裁判はもっぱら写真の真偽をめぐる審理に集中、白熱し、激しい攻防が展開されることになったからです。この間、他の争点は一時たなあげ状態になった観がありました。

2　デジタル写真のトリック

編集された写真

朝夕が寒く感じられるようになった一一月、美香ちゃんがまもなく四歳になろうとしていた頃、被告の釈明（写真説明）を記した準備書面が送られてきました。

その準備書面には、一枚の証書（裁判所に提出した証拠写真、乙A第4号証‐2）が添付されていましたが、それは「証拠といっては何ですが」と言って鱒水医師がチラつかせていた例の五枚のポラロイド写真（巻末の写真A1、A2など）ではありませんでした。

五枚のポラロイド写真をデジタル写真に写しかえて一枚ものに編集し、その上にマジックペンで胎盤の輪郭《りんかく》と千切れた臍帯の様子を書き込んだものでした（巻末の写真B）。

栗木がそのデジタル化した写真をくり返し見ていると、五枚のポラロイド写真の周辺部分を一枚一枚ていねいに切り取って、胎盤部分のみを拡大した仕上がりになっていることがわかりました。写真の色調も、ずいぶん赤みをおびたものに変えられています。

〈写真屋に頼んだのかな、これは……〉

この写真がクロであることは、「貧血なし」という血液検査などに照らし、ほぼ間違いないところでした。

〈貧血なしなんだから、こんなひどい臍帯には絶対にならない〉

栗木はあらためてそのことを確認するように、じっとデジタル写真を見つめました。

〈おや、なぜ写真ｅにはマジックペンの書き込みがないのだろう〉

〈写真ｅだけ説明できないということか〉

〈いや、待てよ。なぜわざわざデジタル写真なんだ？〉

と、そのときです。栗木はあることに思いいたりました。

それは閃《ひらめ》きのようなものでした。

なぜデジタル写真なのか

その夜、晩秋の風が吹くなか、栗木は高志たちが住むマンションにかけつけました。

「高志くん、この裁判が始まったときに被告は答弁書に添付して証拠写真を提出していたよね」

「ええ」

「それは、どんな写真でした？　ポラロイド写真でしたか」

「いいえ。たしかデジタルでした」

高志は、鱒水被告が答弁書に添付して裁判所に提出していた写真（乙Ａ第４号証）を部屋から持って来ました。

もちろん、マジックの書き込みはありません。しかし、それは明らかに、今回提出された写真B（乙A第4号証‐2）とまったく同じもので、デジタル化された写真でした。五枚のポラロイド写真の周辺部分を一枚一枚ていねいに切り取って、一枚ものに仕上げています。

「やはりそうか！　あの五枚のポラロイド写真が添付されているものと思い込んでいたけど、そうじゃなかったのか」

栗木はこれまで、被告が裁判所に提出していた証拠写真を見たことがありませんでした。貞友法律事務所から栗木の家に送られてきた被告答弁書の写しには、証拠写真が添付されていなかったからです。

〈なぜ、被告はポラロイド写真をそのまま裁判所に提出しなかったのか〉

栗木は、裁判所に提出された写真がデジタル写真であることにこだわりました。

〈なぜ周辺部分をカットしたのか〉

〈なぜわざわざ赤みをおびた色調に編集しなおしたのか〉

〈被告は何を隠そうとしているのか〉

自宅に帰り、栗木はじっと写真に見入りました。

3　写真の嘘をあばく

裁判長も疑問をいだく

美香ちゃんが四歳になった平成二一年一二月。いつものラウンドテーブル法廷の場で、ちょっとしたハプニングがありました。

裁判所に提出された写真Bを見ながら、河津《かわづ》純子《じゅんこ》裁判長が被告代理人の柿山弁護士に問いかけました。

「この右下の写真eですけど、この写真だけにマジックペンの書き込みがありませんね。どうしてですか」

「はい。鱒水先生は、右下の写真eはピントがぼけており、わかりにくいため説明できないとおっしゃっています」

「でも、ピンボケとまでは言えないんじゃないですか」

河津裁判長がそう言うと、貞友弁護士が追い打ちをかけるようにして発言しました。

「裁判長、今回提出された写真だけではよくわかりません。鱒水被告にぜひ法廷に来ていただいて、口頭での説明を求めます」

「そうですね。被告代理人、いかがですか」

この裁判長の問いかけに、柿山弁護士は、

「はい。この件を鱒水先生にお伝えいたします。しかし、先生は毎日診察でお忙しい方ですので……」

と言葉をにごらせながら、なかば拒否まじりの思案顔になりました。

その一瞬の間をとらえ、ラウンドテーブルから少しはなれたところに一人座っていた栗木が立ち上がりました。咄嗟《とっさ》に立ち上がってしまった、といったほうが正確でしょうか。

傍聴席からの発言

「裁判長、すみません」

傍聴席からの発言でした。しかし、栗木の発言をさえぎろうとする者は誰もいませんでした。栗木は無我夢中でしゃべりました。

「被告が裁判所に提出している写真は、五枚のポラロイド写真をわざわざデジタル写真に写し直し、それをつなぎ合わせて一枚の証書に作りかえたものです。被告が所持しているポラロイド写真、つまり現物はなぜか裁判所に提出されていません。でも、ここに、私、事故直後に入手した現物のコピーを持っています」

栗木は数歩前に出て、ポラロイド写真のコピー（写真A2）を河津裁判長に手渡しました。

「デジタル写真では背景をカットし、色調も変えていますのでわかりませんが、ポラロイドだとはっきりわかることがあります。これを見てください。まず、被告が説明したがらないこのピンボケと称する写真……と言いますか、どう見ても臍帯が正常に見える写真ですけど、この写真は胎盤を白い布の上においで写しています。ピンセットが写ってるし、白い布の端が少したれ下がっていますので、明らかに机の上に白い布を敷き、その上に胎盤をおいて撮影したものであることがわかります」

「……」

「つぎに、こちらの臍帯が無残に千切れているポラロイド写真を見てください。青い着衣の上に胎盤をおいて写しています」

「青い敷物は着衣ですか」

裁判長が、手渡されたもう一枚のポラロイド写真（写真A1）を見ながら、そう言いました。

「はい。これが着衣であることは浦和や船橋の医療服専門商社で確かめてきましたので、間違いありません。よく見ると、机か椅子の脚のようなものが写っています。これは明らかに床の上で撮影したものです」

「……」

「すなわち、別の写真、本件とは関係のない他人の写真が混じり込んでいる可能性が大です。正常に見える臍帯と無惨に千切れている臍帯。そのうえ、撮影した場所が異なります。どう見ても不自然です」

河津裁判長は、栗木が差し出したポラロイド写真のコピーをじっとながめ、なるほどといった表情を見せました。陪席の若い裁判官も横からのぞき込みながら、小さくうなずいていました。

いっぽう、被告代理人の柿山弁護士は、表情を少しこわばらせて河津裁判長が見終わったポラロイド写真のコピーを手に取りましたが、今はじめて見たという顔つきでした。

これまで柿山弁護士は、鱒水医師から巧妙に加工されたデジタル写真のみを見せられていたのでしょう。彼が写真の現物を見ていないことは、しげしげとポラロイド写真のコピーを見入るその表情からも明らかでした。

虚構の破綻

その日、貞友弁護士と裁判所で別れたあと、栗木と高志の二人でいつもの「反省会」をもつことにしました。場所は駅構内の喫茶店です。

クリスマスの日を間近にひかえ、駅の構内は若い男女や家族連れでにぎわっていました。

〈美香が元気だったら、あの女の子くらいになっているのかな〉

四歳くらいの女の子を見ると、どうしてもそんなことを思ってしまいます。

幸福な家庭はどれも似たものだが、不幸な家庭にはそれぞれの不幸があるといいます。

「それにしても、裁判所に提出した写真にトリックがあるとは思いませんでした」

「私もおおかただまされるところだったよ、高志くん。実は机の上か下かということについては、うすうす感づいていた。しかし、被告が裁判所に提出したデジタル写真を見るまでは、その意味するところをはっきりと認識できなかった。臍帯が千切れているとか、千切れていないとか、そんなことばかりに気を取られていたからな」

「着眼点を誤ると、真実は見えないものですよね。僕もうっかりしていました。デジタル写真をファイルしたまま仕舞い込んで、よく見ていませんでした」

「当然だよ。誰だって、まさか写真にトリックがあるなんて考えないからね。今回、私もデジタル写真を初めて見て、被告が何を隠そうとしているかに気づいた。そして、その一点からポラロイド写真に隠されている謎が瓦解《がかい》することになった。デジタル写真に感謝しなければならない」

できれば見たくないと思い、ともすれば目をそむけがちにしていた五枚のポラロイド写真。そして、どう見ても自分たちの不利な証拠になると思い込まされていた五枚のポラロイド写真――。その写真の中に真実が隠されているなんて、思いもよらないことでした。

「鱒水が説明したがらない写真、つまり臍帯が正常に見える写真eだけが仁美のものかもしれない」

「きっとそうですよ。それに違いありません」

「高志くん。こうなったら徹底的にやるほかないな」

「はい。たんなる過失ではすまされません」
「医者が証拠写真を偽造するなんて、許せない。絶対に許せない」

4　苦しい被告の釈明

求釈明だけの準備書面

年が明けた平成二二年の二月、貞友弁護士が準備書面を提出しました。この準備書面は争点を証拠写真にしぼり込み、しかも求釈明のみを目的とするものでしたから、わずか一頁という短いものでした。裁判の一転機になった書面なので、全文を掲載しておきます。

第6準備書面

原告らは、以下の点について被告の釈明を求める。

1　乙A第4号証－2（写真B）として提出されたデジタル写真のそれぞれについて、撮影年月日（できるかぎり時間の特定も求める）、撮影場所、撮影者、立会った者を明らかにされたい。

2　デジタル写真の左三枚と右上の写真は、床の上に置かれた着衣の上に乗せられているのに対し、右下の写真ｅ一枚はテーブルの上に布を広げその上に乗せられていると思われるが、間違いないか。

3　五枚のデジタル写真は、それぞれ写真の一部を切り取り現像したものと思われるが、間違いないか。もしそうであれば、切り取られていない写真の提出は可能か。

4　右下の写真ｅは、臍帯卵膜付着が認識できないと思われるが、間違いないか。どのような理由でこの写真を撮影したのか。ピントがぼけていたとしても（原告らは特にこの写真ｅだけがピントがぼけているとは認識できない）、卵膜、胎盤、臍帯、血管の書き込みは可能ではないのか。

栗木の執念が日の目を見る

右の貞友弁護士が作成した準備書面の中には、栗木の執念がこもっていました。

いつ、どこで、誰が写したかわからない写真が証拠として成り立たないことを何としても証明するために、栗木はこの数年、さまざまなところへ足をはこんでいました。たまたま通りかかった産婦人科の医院だけではありません。できれば見たくないと思うポラロイド写真のコピー（とくに臍帯の切断が明白と思われる写真）を手に、旧街道筋の助産院や、バス通りから少し入った路地に住む元「産婆さん」を訪ね、写真を見せてまわったこともありました。

「これ、臍帯が千切れてますよね」

「こんなに千切れてるのに、赤ちゃんに貧血がないなんてこと、あるんでしょうか」

何軒か写真屋にも行きました。また、無謀にも知人の警察官に電話して警察署を訪れ、写真の鑑識について質問したこともあります。

「ポラロイド写真の偽造は可能ですか」

「この写真の撮影日を確かめる方法はありますか」

「ポラロイド写真のここに番号がありますが、これは何を表わしているんですか」

冷静に考えれば、そんなことを聞いても無駄だろうと思われることを、栗木は聞いてまわりました。

思い立ったことは何でもやる。美香ちゃんの無念をはらすためには、石にかじりついてもやる。それが栗木のやり方でした。

そうした栗木の執念が、今ようやく、むくわれることになりました。

「おじいちゃんの努力がやっと日の目を見るときが来ましたね」

貞友弁護士が笑顔を浮かべながら、そう言いました。

聞いたことのないストーリー

日差しが幾分やさしくなった三月のラウンドテーブル法廷。

鱒水被告は裁判長から証拠写真の説明のため出廷を要請されていたにもかかわらず、この日も法廷に顔を見せませんでした。

自分が提出した証拠写真が疑われているというのに、まるで他人事のように一切を弁護士にまかせっきりの鱒水被告が、裁判所に提出した書面には、加工したデジタル写真を提出した理由についてこう釈明していました。

鮮明なものを提出しようと考え、写真屋にポラロイド写真の複製を依頼したところ、特に編集するように依頼してはいなかったが、写真屋の判断で拡大したデジタル写真を送ってきた。

言うに事欠《ことか》いてとは、こういうことを言うのでしょうか。

裁判所に提出する大切な証拠を、写真屋の勝手に一任するなどということがありうるでしょうか。とうてい信じがたい話です。

つぎに、栗木たちがもっとも注目したピンボケと称する写真について、鱒水被告は、これまで一度も聞いたことのないストーリーを次のように語りました。

事故直後の午後五時頃、大谷看護師が自分の判断で準備室の床に白色のビニールシートにフラッシュを焚《た》いて撮影したため、ピントがぼけ白色のビニールシートにフラッシュが反射してわかりにくい写真となってしまった（写真Bの右下e）。被告医師は、大谷看護師が撮影した写真を見て、ピントのぼけたわかりにくい写真であったため、フラッシュが反射しないように青色の布を準備室の床に敷き、その上に胎盤を置いて、夜の七時三〇分頃から九時頃までの間に看護師に四枚の写真を撮影させたのである（写真Bのa～d）。しかし、その看護師が誰であるかは、退職者もおり特定できない。

迷走する被告

被告の右の釈明によって、二つのことが判明しました。

第一に、被告は、写真を撮影したとする時間を変遷させました。これまでは五枚とも分娩直後の五時頃に撮影したとしていましたが、それは写真e一枚だけで、他の四枚は夜の七時三〇分頃から九時頃までの間に撮影したと説明を変えました。

第二に、被告は写真の撮影者についても、「自分が写した」とするこれまでの説明をひるがえしました。しかし、誰が撮影したかについては歯切れが悪く、ピンボケ写真eは大谷看護師が撮影したが、四枚の写真については、

「撮影者を特定することができない」としました。

すなわち、肝心の臍帯卵膜付着と切断が明確な四枚の写真については、誰が写したか忘れたというのが被告の釈明でした。

「当日の夜は、ごくかぎられた二、三人の看護師しかいなかったわけだろう」

「それなのに、誰が撮影したか確認できないなんて、とんでもない迷走ぶりですね」

栗木と高志は、被告が嘘をついていると確信しました。

5　協働で準備書面の作成

河津純子裁判長の転出

こうして、裁判が大きく動き出した平成二二年の四月、裁判官が交代することになりました。

仁美たちは、河津純子裁判長には代わってほしくないと思っていました。この裁判長なら、自分たちの主張をしっかり聞いてもらえると感じていたからです。

現に新聞によれば、河津裁判長はある医療裁判で有名な大病院を敗訴させた裁判官として知られています。また、航空機墜落事故の訴訟を担当し、航空会社の責任をきびしく問うた裁判官としても有名です。

そんな裁判官に、自分たちの裁判を最後までやってもらいたいと仁美たちは切望していました。しかし、無情にもわずか一年半、証拠写真をめぐる審理がピークを迎えたちょうどそのとき、河津裁判長が転出することになりました。

四月になって新任の先生を待つような不安な顔つきの仁美たちの前にあらわれたのは、野添隆博《のぞえたかひろ》裁判長でした。

野添裁判長は、昭和六一年に判事補に就任して以来、各地の地方裁判所の勤務をへて、このX地方裁判所にやって来たベテラン裁判官です。

その裁判長の横に着席しているのは大武倫子《おおたけみちこ》判事補ですが、彼女は着任したばかりの裁判官で、希望に満ちた顔をしていました。

「事実のプロ」と「法律のプロ」

野添裁判長と大武判事補のもと、第六の争点「臍帯卵膜付着の存否をめぐる争点」(=証拠写真の真偽をめぐる争点)についての審理が継続されることになりました。

市ヶ谷駅周辺の街路樹の青葉が少し深みを増した五月下旬。協働で準備書面を作成するため、美香ちゃんの介護を恭子に頼み、高志と仁美、そして栗木が貞友法律事務所を訪れました。

証拠写真の真偽をめぐる争点に関しては栗木たちのほうが「プロ」でしたから、栗木らを法律事務所に呼び、当事者と弁護士の合作、つまり「事実のプロ」と「法律のプロ」が協働で作成する準備書面がめざされたわけです。

午前一〇時、分厚いファイルをめくりながら、貞友義典弁護士の口述が始まりました。秘書がそれをパソコンに打ち込んでいきます。

なぜ写真とカルテの図が異なるのか

「まず論点の整理からですね」

貞友弁護士は立ち上がり、腕を組んで室内を小さな円を描くようにして歩きはじめました。そして、「被告らの主張においては、当然のことながら臍帯卵膜付着の存否が重要な論点になる」と争点を整理したあと、鱒水被告がカルテに描いている「胎盤と臍帯の図」の不自然さに言及しました。

「えー、被告は夜の七時三〇分以後に写真を撮《と》りなおしたと、説明を変えたわけですよね」

「はい」

「と、すると――」

写真撮影の時間が被告らの訂正した時間（午後七時三〇分頃〜九時頃の間）であるとすれば、臍帯と卵膜の異常血管の接合部位が離れていることが明らかな四枚の写真を撮影しながら、診療録に胎盤と臍帯の図が手書きされたことになる。ところが、診療録の図においては、明らかに臍帯と異常血管は接合されている。同じものを現認しながら、写真とは全く違う図を記載していることは極めて異常なことと言わざるを得ない。

「こんな感じでいいですかね」

「はい」

見事な展開です。

これまで栗木が貞友弁護士にくり返し試みた説明よりも、はるかにわかりやすい説得力のある文言が、貞友弁護士の口からすらすらと出てきました。真実は単純であるといわれますが、まさにそうだと、栗木たちはあらためて思いました。

臍帯が正常な写真

午後に入り、貞友弁護士の口述がいよいよ証拠写真にふれる流れになりました。

「もっとも大事な点は、被告が説明したがらない写真e、つまり臍帯が正常な写真が存在するということですよね」

貞友弁護士の口述がつづきます。

被告らの主張を前提とすれば、被告医院の大谷看護師は、胎盤と卵膜と臍帯をわざわざ重ね、右下の写真eを撮影したことになる。この写真は、この裁判において被告らが何の説明も施せないような意味のない写真である。大谷看護師は、誰の指示で、また何故このような写真、すなわち臍帯卵膜付着も臍帯と血管の断裂も分からない写真を撮影したのであろうか。被告らの主張を前提とするならば、全く意味のない、むしろ被告らの主張に疑いをもたせるような写真をわざわざ撮影したことになる。

証拠写真の信頼性を一挙にくずす文章が、こともなげに貞友弁護士の口から出てくるのを聞きながら、仁美たちは「そうだ、そうだ」と心の中で拍手を送っていました。

「あと何かありましたかね」

貞友弁護士は腕を組んで室内を丸く歩きながら言いました。口述による準備書面の作成が順調に進んだことに満足したようすでした。

準備書面の作成は二日かかると予想されていました。しかし、一日で終わりました。

鳴りをひそめた被告

栗木と高志と仁美が参加して作成した準備書面は、その数日後、X地方裁判所の野添裁判長のもとに提出されました。

この準備書面の効果は抜群で、平成二二年の夏頃を境に被告の反論に力がなくなり、しだいに写真について鳴りをひそめるようになりました。

臍帯が正常に見える写真が混在しているうえに、その写真の背景が異なり、撮影時間についての説明が迷走し、撮影者を特定できないというおそまつさ。しかも、そうした弱点を隠そうとして入念に手を加え、色調まで変えて編集し直しておきながら、そのうちの一枚についてはピンボケあるいはフラッシュの反射のため説明できないという言いのがれ。そんな写真を誰が証拠として信用するでしょうか。

第六の争点「臍帯卵膜付着の存否をめぐる争点（＝証拠写真の真偽をめぐる争点）に関しては、どう見ても被告の敗北が明らかでした。

もしこれが刑事事件なら、捜査権などの発動によってさらに被告を追いつめることもできたでしょう。しかし、民事事件においては、そうもいきません。家宅捜査をする権限などが与えられていない民事事件としては、被告をぎりぎりまで追い込み、沈黙させただけで満足しなければなりません。

協働の成果

この成果は何によってもたらされたか。

それは明らかに栗木たちの執念と、貞友弁護士のたくみな追及法がもたらした大きな成果といえましょう。美香ちゃんの無念をはらすためには細かな嘘も見逃さないぞと闘争心をもやす当事者（依頼人）と、実証的、論理的な理論構成のプロフェッショナル（弁護士）の協働によって、勝ちえた快挙です。

とくに栗木は、当初から「この写真は怪しい」と訴えつづけていました。しかし、協力医の先生も弁護士も、栗木の訴えに耳をかしてはくれませんでした。ところが、デジタル写真のトリックを見破ったあたりを転機に、栗木の執着心が弁護士の理論構成をうながし、それが裁判を動かす大きな力になったのです。まったく想定以上の展開というほかありません。

栗木たちは、依頼人が弁護士に丸投げせずに、当事者として主体的にかかわりつづけることの大切さを、戦いの中から学びました。

第三章　師走の法廷

1　高まる緊張

尋問事項の検討

木枯らしが街路樹に残っている枯れ葉を吹き散らす平成二二年一二月一三日。

美香ちゃんがまもなく五歳の誕生日を迎えようとしていた寒い朝、浅田高志と仁美、そして栗木三郎の三人が市ヶ谷の貞友法律事務所をあらためて訪れました。

第二回口頭弁論（尋問手続）の日を九日後にひかえ、貞友義典弁護士とともに被告に対する尋問事項を検討することが、その日の目的でした。

裁判官は尋問の場で心証《しんしょう》（巻末注9）を形成する、つまり一定の確信を得るといわれています。したがって、その準備は周到《しゅうとう》におこなう必要がありました。

仁美たち三人は緊張していました。

しかし、貞友弁護士はごく自然に日常の仕事をこなしているといった感じで、とくに変わったようすはありませんでした。

「尋問手続は、まず仁美さんの尋問から始まります。最初に私がいろいろとお聞きし、そのあとで被告の弁護士から反対尋問があります」

「どういうことを聞かれるのでしょうか」

「大丈夫です。まず事実の流れを確認し、共有しましょう。そうすれば、尋問で聞かれたことに、そのまま答えればいいだけです。台本を作ってしまうと、記憶を思い出そうとして逆に不自然になることもあります。法廷での尋問においては、そのときその場で心に浮かぶことをそのまま言葉にすることが大切です。それ以上、何も気をつかうことはありません」

「大丈夫でしょうか」

「はい。嘘をつく人は、あれこれ考えなければなりません。しかし、仁美さんは嘘をつく必要がないわけですから、気楽にかまえて自然体で対応すれば、それで十分です」

「でも緊張するでしょうね」

「大丈夫です。事実の流れを共有すれば、何があっても大丈夫です。反対尋問にも対応できます。仁美さんに対する一問一答のリハーサルのようなことはいたしません。今日の本題は、被告に対してどういう反対尋問をするかを、皆さんといっしょに検討することです」

仁美が書いた陳述書を見ながら貞友弁護士が質問するというかたちで、その日の作業が進められました。

ヒヤリングの内容を、貞友弁護士の横に座っている女性の秘書がパソコンに打ち込み、それがそのまま貞友弁護士の手持ちの資料（尋問メモ）になります。

祖父の陳述書

打ち合わせを終わり、貞友弁護士といっしょに仁美たち三人が貞友法律事務所を出ると、師走の東京の街にはクリスマスを待つ色とりどりのイルミネーションがあちらこちらで輝いていました。

美香ちゃんが生まれたときにも輝いていた、あのイルミネーションです。

貞友弁護士から提案がありました。

「栗木さん、どうでしょう。あまり時間はありませんが、口頭弁論に間に合うように陳述書を書いていただけませんか。おじいちゃんの陳述書を裁判所に提出いたしましょう。お孫さんへの思いを存分に語ってください」

こうして、想定外のことでしたが、口頭弁論の日が三日後にせまった一二月一九日、ちょうど美香ちゃんの誕生日の日に、栗木の陳述書が裁判所に送付されることになりました。

栗木の陳述書には、被告が「臍帯卵膜付着が存在する」としている点や、「その証拠写真が存在する」としている点には大いに疑問があるので、慎重に審理していただきたいと、日頃の思いがつづられていました。

X地方裁判所五〇一号法廷

年の瀬もせまった平成二二年一二月二二日。美香ちゃんが五歳の誕生日を迎えた三日後の午後一時。X地方裁判所五〇一号法廷で第二回口頭弁論（尋問手続）が始まりました。

提訴してから二年二カ月余。

野添隆博裁判長が中央に座り、右陪席が岩田俊輔判事、左陪席が大武倫子判事補でした。

傍聴人は約二〇人。そのほぼ全員が家族や知人など原告サイドの人で、「陣痛促進剤による被害を考える会」の代表出元明美《でもとあけみ》さんも、傍聴席の最前列に座り熱心にメモを取っていました。

ふと見ると、被告側の傍聴人はわずか一人という淋しさ。鱒水英男被告の奥さんか知人と思われる女性が、明るい色のスーツを着て何気ないそぶりで最後列に座っていました。

それにしても、鱒水クリニックの医療従事者や医者仲間が誰一人来ていないというのは意外でした。そうした点にも被告の自信のなさ、ないしは自分の裁判を公にしたくないという被告の意図がうかがわれました。

そもそも、鱒水医師が裁判に訴えられていることなど、鱒水クリニックの関係者は誰一人として知らないのかもしれません。

その日の口頭弁論は、原告の仁美に対する尋問から始められました。

「宣誓。良心に従って、ほんとうのことを申し上げます。知っていることを隠したり、無いことを申し上げたりなど、決していたしません。以上のとおり宣誓します」

まず貞友弁護士が主尋問をおこない、被告代理人の柿山正博弁護士から反対尋問がありました。約一時間半にわたる緊張のなか、仁美の答弁には何の問題もありませんでした。

2　被告への尋問―陣痛促進剤

証言台に立つ被告

つぎに、鱒水英男被告が証言台に立ちました。

法廷は、恭子のすすり泣きがときどき聞こえるほかは、深閑としていました。

ゴルファーがよく着ている、派手なボタンのついた紺色《こんいろ》のダブルのスーツを身にまとって証言台に立った鱒水被告は、その服装に似合わずいくぶん緊張しているようすでしたが、平静をよそおうためか、やや横柄にエヘンと咳ばらいをしながら周辺に目をやったりしていました。

以下、やや長い引用になりますが、法廷での尋問がどのようにおこなわれるのかを知る資料としても貴重ですので、裁判所が作成した「本人調書」（第二回口頭弁論調書）中、鱒水被告に対する貞友弁護士の反対尋問の一部を転載しておきます（表記原文のまま、一部補正）。

なぜ陣痛促進剤を投与したのか

――先生は陣痛促進剤であるプロスタルモンEを投与されていますが、まずその理由についてお聞きいたします。なぜ投与したのですか。

「微弱陣痛にいたったと判断したので、投与しました」

――ただ先生、微弱陣痛ということでしたら、分娩開始時間との関係が問題になると思うんです。そのとき浅田仁美さんは分娩第一期でしたか、第二期でしたか。

「第一期です」

――第一期でそんなに慌《あわ》てて陣痛促進剤を入れなければならないんですか。いちど陣痛がついたといっても、陣痛がなくなる妊婦さんってたくさんいるんじゃないですか。いったんおさまる妊婦さんというのは、それが病的なんですか。

「予定日を超えていたら、普通は同様の処置をします」

――予定日、超えていないじゃないですか。

「一日だけです」

――予定日一日前。まだ超えていないでしょう。私が聞いているのは、予定日前の妊婦さんに陣痛がついた、その陣痛がなくなる。それが全部病的なものですか、陣痛促進剤を入れなきゃいけないんですかという点です。

「入れなきゃいけないという決まりはないです」

（中略）

――先生、これは危険な薬ですよね。

「適切に使えば安全な薬です」

――そうですけど、でも適切に使わなかったら危険ですよね。

「適切に使わなければですね」

――その危険性を私は問題にしているんです。今この裁判でそれが問題になっているわけでしょう。先生は、この薬は危険性のある薬だけども、適切に使えば大丈夫だとおっしゃっていますよね。

「はい」

――適切に使わなければいけないですよね。

「はい」

――必要もないのに使ってはいけないですよね。当たり前でしょう。そんな危険な薬を必要もないのに使うということはないですよね。

「外来のとき、予定日までに産んだほうが安全ですよと説明してあります」

――今、何とおっしゃいました。危険であっても同意があればいいのですか。

「説明して同意の上でしたらいいと思います」

――外来でそういう説明をして、本人がわかりましたと言ったら、一日前でも二日前でも使っていいんですか。医学的適応もなしに。

「説明して本人が納得すれば使ってもよいと判断します」

――危険な陣痛促進剤を理由もなく、そんなに気楽に使っていいんですか。

「適切に使えば危険はありません」

（議論が前に進まない。中略）

胎盤機能不全は存在したか

――どうしてストレートに答えていただけないのですか。私には、先生が具体的な危険性を語っているとは思えないんですけども。

「適切に投与すれば危険性はありません」

――違います。薬を使わないと、浅田仁美の分娩に何か問題が起きると考えたから、使うんでしょう。その浅田仁美の分娩の危険性を私は聞いているんです。ほっておいたら、促進剤をそこで使わなければ、たとえば浅田さんはこうなることが予想されたので使いましたという答えを、私は先ほどから待っているんです。

「それは、予定日を過ぎると、羊水混濁《ようすいこんだく》なり、胎盤機能不全《たいばんきのうふぜん》なり、リスクが高くなるためです」

――先生、胎盤機能不全の検査をされましたか。

「やっております」

――どこでやったんですか。

「外来でやっております」

――いや、この陣痛促進剤を使うときにです。陣痛促進剤を使うときに胎盤機能検査をやったんですか。

「やっております」

――どういう数値が出て、問題だと考えたか教えてください。

「胎盤機能検査で一番有用なのがＮＳＴです」

――胎児心拍曲線による検査ですね。

「はい、そうです。外来でまず、一二月二日のところでＮＳＴを行っております」

――外来のときの話ですか。いいでしょう、続けてください。外来のときにＮＳＴを行った結果、予定日を超えると危険だという判断ができたわけですか。

「異常ありません」

——異常がなかったんですね。

「異常ないです。だから、一二月一五日にもＮＳＴを行っております」

——異常はあったんですか。

「異常ないです。それから、一二月一八日にもＮＳＴを行っておりますし、入院時にも行っております。異常ないことを確認して投与しております」

——えっ、促進剤というのは、異常がない人に投与するんですか。

「異常があったら投与できません」

——先生、陣痛促進剤は健康なお母さんに投与するものですか。

「異常があれば投与できません」

（まと外れの答弁）

——先ほどからの議論の続きとしては、胎盤機能不全を心配したから、投与したんじゃないんですか。

「予定日をどんどん過ぎていくと、そういう可能性、リスクが高くなるということです」

——また同じ議論ですね。なぜそういう答えになるんですか。先生がそういうリスクを心配して投与したのであれば、早く産ませようと思ったのであれば、浅田仁美にそういうリスクがあったんですかと私は何度も質問しているんです。

「放置しておいたら、そういう可能性はあったかもしれません」

——先生は、すべて一般論でしょう。浅田仁美の具体的な検査結果に基づいての話じゃないですよね。

「すべてってどういう意味ですか。具体的に話しているつもりです」

——胎盤機能不全を疑うとおっしゃるから。その具体的な内容をお聞きしたいと思い、くり返し質問しているのに、一般論ばかりおっしゃるから。

「私は、あなたの質問に誠実に答えているつもりです」

3　被告への尋問—分娩の監視

なぜモニターを取りはずしたのか

——モニターを取りはずしたのは誰ですか。

「看護師です」

——看護師さんの判断ではずしたのですか。

「少しでもやはり患者さんのことを考えて、楽な姿勢ができるように一時的にはずしました」

——いや、そういうことでなく、誰の判断ではずしたのか答えてください。

「たとえば、少し休んでトイレに行くこともあります」

——先生、私の質問に答えてください。

「はい、答えております」

——何か全然違う話ばかりされますね。先生の医院では、看護師が自分の判断で勝手に分娩監視装置を取りはずすんですか。そんなことないでしょう。

「それは、私が見て、止めていいですよと、もういいですよと、もっと付けてくださいと判断を言います」

（中略）

——いったんはずした分娩監視装置をいつ付け直すつもりだったんですか。

「普通は、一時間以内には付け直します」

——どういう理由で。付け直す理由は何ですか。

「付け直す理由ですか」

——はい。だって、いったん止めたんでしょう。

「はい」

——なぜ一時間以内につけ直すのですか。

「それは赤ちゃんの状態をしっかり把握するために」

——今の答えは、つまり陣痛が起きているので、赤ちゃんの状態を把握しなければならないからということですね。

「はい」

――じゃ、それは何で一時間あけていいんですか。

「一時間あけていいとは言っていません」

――一時間以内でもいいですよ。三〇分でもいいですよ。何であけるんですか。

「それをはずした理由ですか」

――あける理由。なぜあけるんですか。

「必要ならまた付け直します」

（中略）

赤ちゃんの状態をどう把握していたのか

――どうも話が前に進みませんね。では、質問の方法をかえます。先生、分娩監視装置をはずしている間、赤ちゃんの状態を、どうやって把握するつもりでいたんですか。

「どうやって把握、ですか」

――そうです。どうするつもりだったんですか。

「今まで一度も異常がなかったから、一時的にはずしただけです」

――違います。分娩監視装置をはずしている間は赤ちゃんの状態を把握できないですよね。

「はい」

——その間、どうするつもりだったんですかとお聞きしているんです。

「もし胎児仮死の兆候がそれまであれば、当然それまでずっと連続で付けていたはずですけど、それまで一度も心拍の異常もなく元気だった場合、一時間以内というか、三〇分以内に急変すると、赤ちゃん自身がですね、通常は考えられないです」

——通常は考えられない。だから、浅田仁美の場合もそうだったと考えたんですか。

「ですから、一時的にはずしただけです」

——質問に応えてください。一時的にはずした間、心音の把握をどうするんですかと私、何度も同じことを聞いているんです。先生、お答えがないから、何度も聞き返しているんですけど。

「……」

——分娩監視装置をはずした後、浅田仁美のお腹の中の赤ちゃんの心音の把握だとか状態の把握、それから浅田仁美の陣痛の把握は、どうやってやられたんですか。答えてください。

「ですから、一時的にはずすこと自体は、一度も異常がなければ一時的にはずすことは、医学上問題ないというふうに文献にも示しましたとおりです」

——要するに浅田仁美については、赤ちゃんの状態、心音から判断して、陣痛の状態を把握する必要はないと考えたということですね。はっきりそう言ってください。

「はい、そうです」

――したがって、看護師もそばに行かなかったし、先生もそばに行かなかったということでいいですね。

（休憩）

正面から答えようとしない被告

医療裁判の法廷においてもっとも注目をうけ、重要だといわれているのが、被告への反対尋問です。この反対尋問によって、被告の医学的知見がためされます。そして、その反対尋問に耐えた被告の証言こそが信用性が高いとされ、裁判の証拠として評価されます。

ところが、鱒水医師の答弁は、のらりくらりと要領をえないもので、二つの注意義務違反（陣痛促進剤の投与と分娩監視装置の不装着）に標的をしぼった貞友弁護士の反対尋問に対して、正面から答えようとはしませんでした。

三〇分間の休廷をはさんで、鱒水被告に対する貞友弁護士の反対尋問が再開されました。この後半部分においては、カルテの記載内容にそいながら、臍帯卵膜付着の存否、証拠写真の真偽に尋問の焦点があてられました。

4　被告への尋問―カルテの記載

遅すぎる記載

（貞友弁護士、カルテを示す）

――先生が臍帯卵膜付着に気付かれたのは分娩後少し経過してということですから、午後四時過ぎということですよね。

「はい」

――そして、先生がカルテに臍帯卵膜付着の図や説明を書いたのは、当日夜の午後八時一五分以降、九時までの間ということでよろしいですか。

「はい、そうです」

――その間、五時間近くも経過していますが、その前に臍帯卵膜付着ということを書いていないのはなぜですか。

「その前にですか」

――ええ、その前の記録の中に出てこないのはなぜですか。

「書いてあります」

――どこですか。

「分娩時……」

――いや、それは後日に記載したものでしょう。ここに、このカルテのこの頁にです。

「それは書く暇がなかったからです」

――でも、Ｐ総合病院の古城先生が来ましたよとか、気管内挿管《そうかん》しましたよとかは、分娩直後に書いていますよね。分娩直後血性羊水《けっせいようすい》とも書いています。

「はい」

――先生、血性羊水というのは、分娩後に胎盤早期剥離《たいばんそうきはくり》じゃないかと疑いを持たれて、その理由になるから、書いているわけでしょう。

「……」

――臍帯卵膜付着というのは、もしそれが存在したならば、血性羊水と同じぐらい、いやそれ以上に重要な情報だと思うんです。それなのに、血性羊水とは書いてあって、どうして臍帯卵膜付着という一語が出て来ないんですか。とりわけ重要な情報でしょう。

「Ｐ総合病院への報告書のほうに、もうすでに臍帯卵膜付着と書いてあることは知っていたので、わざわざここにまた余分に書く時間はなかったので、書いていないだけです」

――でも、報告書は報告書ですよね。

「……」

――娩出時の記録は娩出時の記録ですよね。

「……」

――どちらかに書けば、片っ方は書かなくていいんですか。

「ですから、ここに臍帯卵膜付着と書いてあります」

――それを書いたのは八時一五分過ぎ、九時ごろですよね。

「はい」

――先ほどから私は、それが遅すぎると言っているんです。それ以前に記載がありますか。

「……」

――要するに家族に説明を始める直前ですよね、それを書いたのは。

「カルテは、その日のうちに書けば問題ないと思います」

臍帯が千切れたというのは本当か

――カルテのここに「胎盤娩出時、臍帯切断した」とありますが、これは出産後、胎盤を片づけるときに臍帯が千切れたという意味ですよね。

「はい」

――これ、出産の当日に書いたものではありませんよね。

「……」

――だって、当日は先生、原告の家族にそういう説明をしていないわけですから。結局、これ先生が書いたのはいつですか。

「数日後に、助産師に確認してから書きました」

――ということは、図は書いてあったけれども、「胎盤娩出時、臍帯切断した」と書いたのは、数日後に。

「助産師に確認してから」

――書いたということですね。

「はい」

――助産師が胎盤を出したとき、先生はどこにいました。

「分娩室にいました」

――すぐそばにいたんですね。

「はい」

――じゃ、そのとき助産師から先生に何か報告はなかったのですか。

「報告ですか」

――はい。臍帯が付着していましたよとか、臍帯が千切れていましたよといった報告はなかったのですか。

「ですから、正確に書くためにポロリ取れたということを確認して書きました」

──いや、そういうことでなく、助産師からは当日その場で何も報告がなかったわけですね。

「はい」

──森田助産師が書いた助産記録に臍帯がポロリ千切れたという記載はありますか。助産記録には特記事項なしと書いていますよね。

「……」

臍帯が千切れていない図

（臍帯が千切れているポラロイド写真を示す。巻末の写真A1など）

──ここにポラロイド写真がありますが、この写真からも臍帯が千切れていたことは明らかだというのが先生のご主張ですよね。

「はい」

──先生のご主張によれば、この写真は事故当日の夜、先生の指示を受けてクリニックの医療従事者のどなたかが撮影したものということでよろしいでしょうか。

「はい」

──ところがですね、先生。その写真が撮影されたとされる直後に行われた原告家族との面談時において、先生は臍帯が千切れていたとは説明していませんよね。なぜですか。

「説明しました」

――そうですか。では、この図を見てください。

（事務用箋《ようせん》に書いた胎盤と臍帯の図を示す。本書一三頁の図1と同じような図）

――この図、先生、描いたおぼえありますか。

「はい」

――浅田仁美さんが退院するときに、説明のために先生が描いた図ですが、事故当日の夜にも同じような図を描いていますよね。

「はい」

――カルテの図とほぼ同じですよね。

「はい」

――カルテの図を見ますと、胎盤から二本の枝が出ていますが、それが血管ですか。

「はい、異常血管です」

――その血管と臍帯ははずれていたというのが先生のご主張ですよね。

「そうです」

――でも、この先生が描いた図を見ますと、臍帯ははずれていませんよね。どう見ても、くっついているように見えるんですけども。

「（0・5ミリくらい）少しはずして描いてあります」

——どう見ても、私にははずれているとは見えないのですが、もう少しはずして描くことは考えなかったんですか。

「復元して描いたほうがわかりやすいと判断したので、こういうふうに描きました」

——それだと、かえってわかりにくくなりませんか。

「……」

——もう一度申し上げますが、先生のご主張によれば、この図は事故当日の夜、先生が千切れている臍帯を撮影したとされる直後に描かれたものですよね。どうしてこういう図になるんですか。この図を見る限り、臍帯はどこも千切れていません。

「……」

——証拠写真とはずいぶん違った図ですよね、これ。同じものを現認しながら、写真とは全く違う図を記載するなんて極めて異常なことと言わざるを得ません。なぜこういうことになるんですか。

「復元しているからです」

5　被告への尋問—証拠写真

写真の説明ができない被告

（デジタル写真を示す。巻末の写真B）

——この裁判の中で、先生が提出されたこの写真は趣旨がよくわからないんです。臍帯卵膜付着とか臍帯がポロリ取れたということを確認して、それを証拠として残すために、先生は右下の写真eを撮《と》らせたんですよね。

「看護師に写真を撮るように指示しました」

——だけども、この写真では先生の意図したことは何もわからないわけですよね。

「臍帯卵膜付着とはわからないです」

——わからないですよね。

「はい」

——撮り直しをしましたということですが、撮り直しの場所が全然違いますね。

「場所は、同じです」

（ポラロイド写真を示す。巻末の写真A1、A2など）

——だって、このポラロイド写真を見てください。同じ場所ですか。

「……」

——先生が臍帯卵膜付着とはわからないとおっしゃっているこの写真は、テーブルの上に白い布を敷いて撮っているでしょう。白い布の端が少し垂《た》れていますよね。

「……」

——でも、こちらのこの臍帯が異常と説明されている四枚の写真は、青い衣服のようなものの上に胎盤を置いて、床の上で撮影していますよね。違いますか。

「私は、どちらも同じ床の上だと思います」

——思います？　これ先生のクリニックのお部屋で先生の指示を受けて撮影したとされる写真でしょう。右下の写真は白い布の端が少し垂れていますよね。ピンセットも写っています。よく見てください。これ床の上ですか。

「……」

写真の裏面の書き込み

——つぎに、先生。この五枚のポラロイド写真が原告仁美さんのものであることはどこでわかるかという点ですが、先生は私たちの求釈明に対して、ポラロイド写真の裏面に原告の名前と撮影日を記載していることからも原告の胎盤であることは明らかだ、と準備書面の中で答えられていますね。

「はい」

――ところがですね。これを見てください。

（ポラロイド写真の裏面のコピーを示す）

――これは事故一カ月後に、原告の浅田高志さんが鱒水クリニックでカルテを保全したときに、ポラロイド写真の裏面をコピーしたものです。ご覧のとおり、そのときには写真の裏面に何も記載されていませんでした。ところが、被告が裁判所に提出した写真の裏面には書き込みがあります。

「……」

――そこで質問ですが、裁判所に提出したポラロイド写真の裏に書いてある「浅田、H17. 12. 19」という文字は、先生、いつ書き込みされたんですか。

「これは、裁判所に証拠写真を提出するに当たり、写真屋に出しました。特に指示をしておりませんでしたけども、写真屋が勝手にデジタル写真に写しかえ、それがわかりやすい写真でしたので裁判所に提出しました」

――いや、そういうことを聞いているのではなく、このポラロイド写真の裏面の書き込みです。いつ書き込まれたのですか。

「……」

――いつですか。

「外部に発注を、焼き増しを頼んだので、間違いがあってはいけないので、日付と名前を書きました」

――裁判所へ出す証拠写真をつくるに当たって、誰のものか間違えられるといけないので、日付と名前を書いたとおっしゃるんですね。

「はい」

――つまり、ポラロイド写真の撮影をした当日に書いたのではなく。

「……」

――裁判所に提出するに際して書いたもの、ごく最近に書き込んだものということでいいですね。

（貞友義典弁護士の反対尋問、終了）

大竹倫子裁判官の補充尋問

貞友弁護士の反対尋問のあと、三人の裁判官から補充尋問がおこなわれましたが、そのうち左陪席の大竹倫子裁判官は被告に対して次のように尋問しました。落ち着いた声でした。

（陣痛促進剤の投与に関する尋問のあと）

――はい。わかりました。もう一つ、お聞きします。これまで臍帯卵膜付着を見たことはありますか。

「はい、年間、三、四例」

――本件では、胎盤の写真を撮っていますけれども、どういう場合に写真を撮るのですか。

「異常所見、たとえば臍帯卵膜付着があった場合とか、赤ちゃん自身に問題があった場合に撮ります」

――臍帯卵膜付着がある場合には、写真をいつも撮られているということでいいですか。

「はい」

――写真はずうっと先生の手元に保管されているわけですよね。

「はい。いえ……でも、こんなにひどい写真は今回が初めてです」

（以下略）

臍帯卵膜付着の存否（＝証拠写真の真偽）について、裁判官が疑問視していることをうかがわせる尋問でした。裁判の実務に詳しい人の話によると、この左陪席の若い裁判官が判決文を起草するのだそうです。

口頭弁論を終わって

「何か手ごたえありましたか」

口頭弁論（尋問手続）が終わったあと、高志が尋ねると、

「まったく議論がかみ合わない医者ですね。これほどの人もめずらしい」

貞友弁護士もあきれているようでした。

論理性と実証性が求められる法廷での議論についていけなかったのか、あるいは嘘をつく者の性癖か、鱒水英男医師の答弁はのらりくらりとくり返しが多く、ちぐはぐなものでした。

法廷における真実の発見という観点からいえば、被告の答弁が反対尋問に耐えられるかどうかが試金石になるといわれています。だから、鱒水医師も医師としてのプライドをもって、理路整然と知的に答弁するものと思っていました。しかし、その答弁ぶりはどう見ても医者らしくないもの、知的専門家とはいいがたいものでした。

そして何よりも、鱒水医師が人の命と健康を大切にしなければならないという医師としての最低限の倫理、使命感を欠いた男であることがよくわかりました。

危険な陣痛促進剤をまるで市販の風邪薬のように常用させている医者のホンネは、

「危険な薬でも、本人の同意があれば使用してもよい」

と語った鱒水医師の言葉に端的に示されています。また、

「（妊婦に）異常がなかったので陣痛促進剤を投与した」

「異常があれば投与できない」

などといったまとはずれの答弁の中にも、陣痛促進剤を濫用してやまない産科医のホンネが顔をのぞかせています。

そうした軽々しい言葉が、法廷の場で大真面目な顔をして語られたこと自体が深刻な問題でした。

健康な妊婦にならなにをしてもかまわない。この医者は本気でそう考えているのかもしれません。

〈こんな医者に美香の命をあずけていたのか〉

高志たちはあらためて心の底から憤《いきどお》りをおぼえました。

第四章　医学と医学の戦い

1　美香ちゃんの長期入院

中古の新居

「中古でもいいから、少し広い家を見つけようかと思っている。このままでは仁美や恭子の身体がもたない。どうだろう、六人でいっしょに暮らさないか」

栗木三郎から仁美と高志に同居の提案があったのは、第二回口頭弁論がおこなわれた二カ月前の平成二三年一〇月のことでした。

「美香のためにも、このさい六人でいっしょに暮らすのが、やはりいちばんいいかもしれないね」

恭子もそう言いました。

「でも、いっしょに暮らすと、お母さんがますます大変になるわよ」

「今はそんなこと心配しなくてもいいよ。ここは、お父さんにまかせましょう。古いけど、広い家が見つかりそうだって、お父さん、すっかりその気になってるよ」

「……」

「お父さんもいろいろ考えてんのよ。裁判のことに夢中になって、美香の介護のことなどまるで忘れてるみたいだけど、やっぱりおじいちゃんね」

こうして、第二回口頭弁論が終わった翌年の平成二三年一月下旬。美香ちゃんたちの引っ越しが完了し、浅田家と栗木家の三世代六人の同居生活が始まりました。

美香ちゃんが五歳になった冬のことです。

高志の海外出張

ところが、三世代六人の生活が始まった数日後、突然、高志の東南アジア出張の話がもちあがりました。まったく予期せぬことでした。

期間は二年間でしたが、サラリーマンにとって職場の決定は絶対的なものです。裁判がピークを迎えようとしていた矢先に高志を失うことは大きな痛手でしたが、これぱかりはどうしようもありません。

「二年間、美香と信哉、そして仁美のこと、裁判のこともよろしくお願いします」

三月八日、高志は栗木に見送られて単身で空港を発ちました。

ようやく三世代同居の夢が実現し、さあこれからだというときに高志が抜け、何となく心細い早春を迎えることになってしまいました。

美香ちゃんがＲみどり病院に入院

そうしたなか、平成二三年三月一一日、東日本大震災が発生。

その四日後、日本中が驚きと深い悲しみの中に打ち沈んでいた日の早朝、美香ちゃんが一時、心肺《しんぱい》停止状態におちいるというアクシデントが発生しました。

幸い、医師の適切な処置により美香ちゃんの一命は取りとめることができました。しかし、心肺機能を極度に悪化させているうえに、肺炎も慢性化して深刻な状態におちいり、長期入院が必要だという診断が下りました。

主治医に相談したところ、Ｑ西部病院には長期入院のための空きベッドがないので、このさい遠方ではあるが、優秀な医師がいる独立行政法人Ｒみどり病院に長期入院させるのがいちばん良いということになりました。できれば近くの病院に入院させたかったのですが、重度の障がい児を長期入院させてくれる病院はどこも満員でした。

沿道の野や山に桜の花が咲き、まさに森羅万象《しんらばんしょう》が勢いづく四月中旬、美香ちゃんは遠方のＲみどり病院に移されました。

しかし、それにしても、悪いときには悪いことがつづくものです。仁美が運転し、栗木と恭子が付きそって美香ちゃんをＲみどり病院に入院させた直後、こんどは過労のため仁美が倒れました。美香ちゃんの介護と信哉ちゃんの世話、家事、裁判。そして引っ越し、高志の海外出張。仁美は重圧に押しつぶされまいと必死でがんばっていました。だが、文字どおり一日二四時間、ゆっくり休むいとまもない緊張の連続。やがて目まいや頭痛がはげしくなって、自律神経失調症と診断されるにいたりました。

こうして、美香ちゃんに淋しい思いをさせてはならないと、週に二、三日、主として恭子と、高志の母親の浅田恵子が交代で、遠方のRみどり病院にかよう日々が始まることになりました。

もちろん、体調の良いときには仁美もRみどり病院にかよいました。

2　我妻先生の鑑定書

裁判の新局面

その年の五月一〇日。我妻《わがつま》尭《たかし》先生の鑑定書（私的意見書）が裁判所に提出されました。

そして、それから四カ月ほど待たされた九月、被告鱒水英男の側からも尾形健太郎医師の鑑定書が提出され、ここに裁判もいよいよ新しい局面を迎えることになりました。

もともと美香ちゃんの裁判は、陣痛促進剤の濫用やモニターの撤去など、しなくてもよいこと、してはならないことをあえておこなった医師のずさんな医療行為が問題になった裁判です。そして、法廷での審理が進むなか、カルテの改竄《かいざん》や証拠写真の捏造《ねつぞう》など、その姑息さと卑劣さをただす裁判としての色合いをしだいに強めつつありました。

その意味で、この裁判は、少なくとも仁美たち原告家族の気持ちのうえでは「医師の倫理」を問う戦いであったといえましょう。

しかし、そのような裁判であっても、口頭弁論が終わって鑑定書が提出される段階になると、倫理の問題から遠く離れて医学論争の様相を呈してきます。いかにずさんな行為も、いかに不道徳な行為も、被告が依頼した鑑定人の医学的知識によって正当化され、医学的論戦の場が設定されるからです。

この医学的論戦の場においては、美香ちゃんが裁判の主体としてではなく、客体として扱われます。美香ちゃんの怒りや悲しみではなく、美香ちゃんの疾患のあれこれ、ときには争点と直接関係のない疾患までもが俎上《そじょう》に乗せられて、さまざまな見地から事こまかに議論されるようになるからです。

仁美たち家族にとって耳にしたくないこと、口にしたくないことが、これでもかこれでもかと被告（医者）の側から提起されてくるのが医学的論戦の特徴です。家族にとって最も辛い裁判の新局面といえましょう。

リーガルマインド

そうしたなか、裁判に対する仁美たちの姿勢にも少しずつ変化が見られるようになりました。その変化を一語で表現するならば、事実にもとづいて筋道を立てて考えようとする「リーガルマインド」（legal mind 法的思考）の学習ということになるでしょうか。

たとえば栗木の場合、当初「人は悲しみだけでは生きていけない」「何としてでも医者の嘘をあばいてみせる」といった強い衝動にかられて、鱒水医師との戦いを始めました。しかし、そうした情念だけで裁判を戦いぬくことはできません。裁判に勝つためには執念や決断だけでなく、冷静に争点を整理する力や、争点の一つひとつについて論理と実証を重視するリーガルマインドが求められます。

〈美香の病気が先天的なものだなんて信じられない。しかし、単に信じられないと言っているだけでは裁判に勝てない〉

〈医学的論戦に関しても他人まかせにせず、資料や文献の収集など、自分たちにできることはしっかりやっていこう〉

栗木たちはそう決意しました。

我妻先生と貞友弁護士

尾形鑑定書をめくってみると、各頁に文字がぎっしりつまっており、それが五〇頁にも及んでいました。我妻鑑定書の七頁にくらべ、だん違いの分量でした。

だが、よく見ると、尾形鑑定書には英文の文献一覧が三頁、履歴書が三頁、CURRICULUM

VITAE と書かれた英文の著書、論文の業績一覧が二一頁も添付されていました。

いずれ鑑定人尋問がおこなわれることが予想されました。そこで、尾形鑑定書の問題点を洗い出すために、我妻堯先生と貞友義典弁護士の話し合いが法律事務所でおこなわれました。その一部を紹介しておきます。

貞友　まず陣痛促進剤の投与についてですが、我妻先生は適応のない不適切な投与であったと明記されていますが、尾形鑑定では、胎盤機能低下の可能性があったのだから分娩誘発もやむをえなかったとしていますね。

我妻　はい。しかし、鱒水被告の所見はむしろその反対でした。NSTの結果に問題はなかった、胎盤機能は良好であったと、被告は法廷でくり返し証言しています。ところが、尾形鑑定は被告の所見を無視して、いつの間にか一般論にすりかえて、胎盤機能不全の疑いがあった場合には迅速な分娩が望まれるから、陣痛促進剤を投与した鱒水医師の処置は正しかったとしているのです。とんでもない論理の飛躍です。論証抜きで、被告の行為を正当化しています。

貞友　つぎに分娩の監視についてですが、我妻先生は、モニターを取りはずしたことはきわめて不適切であったと鑑定意見を述べられています。しかし、尾形鑑定はダンマリを決め込んでいます。

我妻　そうですね。もっとも肝心な点について沈黙しています。しかし、さすがにモニターをはずしたことが正当であるとまでは主張していません。当然です。

貞友　それと、尾形医師が、分娩室入室後のモニター記録を遅発一過性徐脈《ちはついっかせいじょみゃく》と読んでいる点は重要ですよね（巻末注４）。

我妻　そうです。誰しも客観的な事実にはそむけません。

貞友　被告はこれまでずっと準備書面の中で変動一過性徐脈《へんどういっかせいじょみゃく》だと主張しつづけ、その点からも臍帯卵膜付着が存在したことは明白だと主張していました。ところが、皮肉にも、被告側が依頼した尾形医師の鑑定によっても遅発一過性徐脈ということになったわけで、これは大きいですよね。われわれの主張と一致したわけですから。

我妻　当然、被告のこれまでの主張が根底からくずれることになります。臍帯卵膜付着が児に影響を与えていないことはモニター記録からも明らかです。

医療水準の向上

データにもとづく理路整然とした我妻先生の意見を、貞友弁護士が送ってくれた録音テープで聞き、栗木はその専門家らしい議論の進め方に感銘をうけました。単なる批判のための批判ではなく、医学に対する熱意と矜持《きょうじ》のようなものがそこに強く感じられたからです。自分の専門分野のことについては凛《りん》とした態度でのぞもうとする、プロの冷徹な倫理的姿勢といえましょう。

〈専門家はこうあらねばならない〉

栗木はそう思いました。そんなある日、

「医療裁判がおこなわれると医療現場が委縮し、医療水準が低下するという人がいますが、先生、どう思われますか」

裁判所の帰り道、栗木が貞友弁護士に聞いてみたことがあります。すると、貞友弁護士はこう答えてくれました。

「そんなことはありません。医療裁判にはむしろ医療水準を向上させる力があります。医学的知見を戦わせることによって医療過誤の原因を究明し、ひいては医療水準のさらなる向上をめざす。それが医療訴訟のあるべき姿です」（巻末注10）

貞友弁護士の説明は明快でした。

3　秋の陽光

野添隆博裁判長

金木犀《きんもくせい》の薫りがただよう平成二三年九月二六日、X地方裁判所。

仁美たちが提訴してから三年、あの第二回口頭弁論の日から数えてもまもなく一年になろうとしていました。遠方のRみどり病院に長期入院している美香ちゃんも、あと三カ月で六歳の誕生日を迎えます。

双方の鑑定書が出そろったところで、鑑定人尋問をおこなうべきかどうかなど、今後の裁判の進め方を話し合うためにラウンドテーブル法廷が開かれることになりました。貞友弁護士と栗木と恭子が出席しました。この日、仁美は、熱を出して泣き止まない弟の信哉ちゃんと自宅待機、高志もいぜん海外出張のため欠席でした。

開廷時間の午後三時、野添隆博裁判長と大武倫子裁判官が入廷してきました。しかし、被告代理人の柿山弁護士は所用のため一〇分ほど遅刻するということで、そのため期せずして野添裁判長と貞友弁護士の自由な会話がかわされることになりました。

「我妻先生はまだご活躍のようですね」

「はい。お元気です。裁判所に来ていただけますかとお聞きしましたら、ぜひ行かせてもらうよと、おっしゃっていました」

「ほう、来ていただけますか」

「はい」

「そうですか。それはよかったですね」

法曹界の者ならば誰もが知る民法学の重鎮《じゅうちん》我妻栄の子息が、これまた著名な産科医学界の権威であることに、裁判長は興味をもっているようでした。

野添裁判長はここで表情をいくぶんゆるめ、恭子に話しかけました。

「その後、お孫さんのご容態はいかがですか」

「現在は、少し遠い所ですが、病院でお世話になっています」

「遠方ですか。それは大変ですね」

栗木が補足しました。

「母親と、双方のおばあちゃんが交代で、週に三回くらい病院に行っています。泊まり込みのこともあります」

「週に三回ですか」

「はい」

被告の弁護士が遅刻したため、恭子と栗木も加わって野添裁判長となごやかに会話できたことは幸運でした。とくに野添裁判長が我妻先生のことを話題にしたことが、恭子たちをうれしくさせました。そのうえ、美香ちゃんの容態についての質問があり、「大変ですね」と労をねぎらってもらえたのです。

それはまさに、重苦しい法廷の窓に一条の秋の陽光が差し込んできたような、心温まるひとときであったといえます。

「こちらの優位は動かない」

その日の裁判所からの帰り道、貞友弁護士が栗木に言いました。

「被告の弁護士は反対していますが、こちらとしては被告側鑑定人の尾形医師を裁判所に呼び出して、鑑定人尋問に持ち込むべきだと考えています」

「被告の弁護士は準備書面を出すと言ってましたから、裁判はまだつづきそうですね」

「はい。でも、こちらの優位は動きません」

このとき、「こちらの優位は動かない」という言葉を、貞友弁護士がはじめて口にしました。

鱒水英男被告がしどろもどろの答弁しかできなかった第二回口頭弁論（尋問手続）が終わったときにも、「裁判官の心証が読めない」と語っていた貞友弁護士。その貞友弁護士が、この日、決定的な言葉を口にしたのです。

栗木と恭子が明るい気持ちで帰路についたことはいうまでもありません。

当然、その日の詳細は、仁美からシンガポールにいる高志にメールで届けられました。

Rみどり病院の人気者

当初、この裁判はむずかしいといわれていました。

ところが、カルテの改竄《かいざん》や証拠写真の偽造を見破ったあたりから原告優位となり、第二回口頭弁論での貞友弁護士の胸のすくような尋問、我妻先生の明晰《めいせき》な鑑定書などをへて、「こちらの優位は動かない」とされる状況が生まれつつありました。あとは、〈被告側鑑定人の尾形医師を裁判所に呼び出して鑑定人尋問に持ち込めば、勝訴まちがいない〉

栗木はそう確信しました。

そうしたなか、いつしか平成二三年の秋もしだいに深まりつつありましたが、遠方のRみどり病院に入院している美香ちゃんの容態はあいかわらずでした。だが仁美の体調が今一つ不安定で、そのうえ三歳になる信哉ちゃんの世話も大変でしたので、仁美がひんぱんにRみどり病院に行くことはむずかしい状況にありました。

その仁美にかわって、もっとも多くRみどり病院にかよったのは恭子です。駅の売店でお弁当を買い、JRと私鉄とバスを乗りつぎながら、往復七時間の恭子の病院通いがつづいていました。

乗りかえて
　介護にかよう雁渡《かり》し

病院は市内からはるかに離れた森の中にありました。もう少しバスに乗れば連山が間近に望まれる、北風の強い山中です。

この山中の病院に入院している人たちは、三〇歳を過ぎた重度の身体障がい者が中心で、なかには五〇歳をこえた人もいました。まもなく六歳になる可愛い美香ちゃんが仲間に加わったことにより、病室の空気が明るくなったといいます。

美香ちゃんはたちまち人気者になりました。

美香ちゃんの存在が誰かの喜びになるなんて、これまで思ってもみなかったことです。ただ黙ってそこにいるだけで、周辺の人たちを幸せにできる人なんて、そうめったにいるものではありません。恭子の顔も自然とほころびました。

とはいえ、環境が変わっても美香ちゃんの容態が良くなったわけではありません。

〈パパが外国に行っている間に、美香の容態を悪化させたら大変〉

恭子は美香ちゃんの介護につくしました。

病院には大きな庭があり、果樹園や川や池もありました。美香ちゃんにマントを着せて車椅子で散歩し、ところどころにおかれているベンチに座って陽だまりの中で美香ちゃんと「遊ぶ」のが、恭子の楽しみでした。

「いろんな色の葉っぱがあるね」

恭子は美香ちゃんを抱きあげて、もみじの小枝をいっしょに取ったり、みかんの香りを楽しませたりしました。

当初、恭子は仁美が可哀そうで、何としても娘をサポートしなければならないという一心から、美香ちゃんを介護していたといいます。しかし、いつしか恭子にとって美香ちゃんは目に入れても痛くない存在、なくてはならない存在になっていました。

だから、美香ちゃんの容態が少しでも悪いと、恭子は美香ちゃんのそばから去りがたく、ときには最終バスを乗り過ごすこともありました。そして、一晩も二晩もRみどり病院の片隅にある古い畳敷きの宿泊施設に泊まり込んで、苦しむ美香ちゃんに寄りそうこともありました。

「大丈夫だよ。おばあちゃんも美香といっしょだからね」

「本を読んであげようか」

「マッサージもしようか」

「元気になったら、お散歩に行こうね」

恭子は美香ちゃんが眠りにつくまで、その小さな手をさすりつづけました。

4　美馬医師を訪ねる

反転攻勢の機をうかがう被告

貞友弁護士が「こちらの優位は動かない」と言ったその一カ月半後。

被告代理人の柿山弁護士から、仁美たちの肝を冷やすような準備書面が送付されてきました。

そこには「脳性まひの発生原因について疑問があるので、まず以下の釈明を求める」と書かれていました。

1　脳性まひの診断は、いつ、誰がしたか。

2　脳性まひのタイプ（詳細）を明らかにされたい。痙性四肢《けいせいしし》まひ、ジスキジア型脳性まひ、片まひ、片側不全まひ、痙性両まひ、運動失調症等（巻末注11）。

3　上記について、カルテ、診断書等を示されたい。

被告が反転攻勢に出てきたことは明らかでした。

まず脳性まひのタイプについて釈明を求め、その回答しだいでは一挙に攻勢に転じようとする意図が明確な準備書面でした。

我妻鑑定書が提出されたときの高揚感が後退し、我妻鑑定書によっても埋めつくせない弱点が我々の側にあるのかもしれないという不安が、仁美たちの心をよぎりました。

過失論（陣痛促進剤の投与とモニターの不装着）で優勢であっても、ましていわんや写真の真偽をめぐる争点で優勢であっても、「脳性まひの発生原因をめぐる争点」で劣勢に追い込まれれば裁判に勝利することができません。

貞友弁護士から電話

柿山弁護士から準備書面が届いてから一週間後、仁美のもとに貞友弁護士から電話がありました。電話の用件は、かつての美香ちゃんの主治医である美馬清志《みまきよし》医師にお会いして、脳性まひのタイプなどについてお聞きしたいというものでした。

「この問題はきわめて重要ですので、直接お会いできればと思っています。美馬先生は今もQ西部病院にお勤めですか」

「いいえ、今は、ひかり診療所で働いておられます。公立の小児科専門の診療所です」

「お近くですか」

「いいえ、少し遠いところです」

「先生の御都合を聞いていただけませんか」

「はい、お願いしてみます」

仁美が美馬医師に電話すると、

「ああ、そうですか。わかりました。でも、弁護士さんがわざわざ来られても、お役に立てるかどうかわかりません……。そうですね、じゃ今回はこういたしましょう。浅田さんとまずお会いしましょうか。ええ、もちろんおじいちゃんも来ていただいて、けっこう

です よ」

聞きおぼえのある、やさしそうな美馬医師の声が返ってきました。

冷静な医学の専門家

朝夕がめっきり寒くなった一二月二日、仁美と栗木が閑静な郊外にある「ひかり診療所」を訪れました。受付にいた看護師に用件を伝えると、

「はい、お聞きしていますよ。しばらくお待ちください」

と温かく迎えてくれました。

Q西部病院のときもそうでしたが、美馬医師が看護師から信頼されていることは、その言葉づかいですぐにわかりました。

美馬医師の新しい診療室は畳敷きでした。

肢体《したい》不自由な赤ちゃんや幼児と接するには畳の部屋のほうがよいとのこと。こうしたところにも、美馬医師の研究熱心さがあらわれているようでした。

しばらく歓談したあと、栗木が中心になって、美香ちゃんの脳性まひの原因についてヒアリングを試みました。

美馬医師は好意的に、しかし冷静な専門家として栗木の質問に答えてくれました。

「カルテにも書いておきましたが、断層撮影ＭＲＩなどの検査により、脳の中心部に病

変が認められました。短時間に何かの衝撃があって、それが脳に障害を与えたと考えられます」

「短時間の衝撃ですか」

「はい。それが何の衝撃かはわかりませんが、病変から判断して短時間の衝撃であることは間違いないと思います」

「ということは……美香の脳性まひは先天的なものではないと考えてよろしいのでしょうか」

栗木が思い切ってそう聞くと、美馬医師の回答はあくまでも冷静でした。

「しかしですね、おじいちゃん。美香ちゃんにまったく先天的因子がなかったとは、Ｘ線検査やＭＲＩの検査だけでは診断できません」

「……」

「検査には限界があります。それに人間の身体というものは複雑で奥深いものです。医学がこうだと決定できることはそんなに多くありません。無限の可能性の中から、消去法によって一つひとつ消していくほかないのが、私たちの仕事です」

医学は全能でないというのが、美馬医師の信条なのであろうか。陣痛促進剤を安易に使いたがる医者などとは違って、医学の深奥を究《きわ》めようとする真の医学研究者は自然の摂《せっ》理《り》や生命の神秘に対して謙虚な心をもっているといいます。栗木は一瞬たじろぎました。

だが、栗木は引き下がらず、我妻尭先生の鑑定書を引用しながら一歩立ち入った意見を述べてみました。

高度の蓋然性

「実は分娩監視記録からも、美香に先天性がなかったことが推定されています。もし胎児が先天性脳性まひなら、モニター記録になんらかの兆候が出てくるそうですが、それが認められていません」

しかし、美馬医師の表情に変化はあらわれませんでした。そこで、

「美馬先生、医学の専門家の前でこんなことを言うのは、おかど違いかもしれませんが、弁護士の話では、法学における因果関係とは高度の蓋然性《がいぜんせい》のことであって、一点の疑義も許されない自然科学的証明とは異なり、百パーセントの証明がなくてもよいと言われています。普通の人がその合理性に疑いをいだかない程度に立証されていれば、それでよいというのが、裁判所の基本的な姿勢だそうです」

「高度の蓋然性ですか」

「はい。たとえて言えば、自然科学的な厳密さという点では問題があるかもしれませんが、富士山は明日噴火する可能性がないと見るのが法律家の見方だそうです。かりに富士山が明日噴火して被害が出たとしても行政に責任はないということになります。法律家は

百パーセントの証明を求めません」

この富士山の噴火を持ち出したたとえ話がおもしろかったのか、あるいは、いくぶん背伸びした祖父の必死さに感じるところがあったのか、美馬医師はそのやさしそうな笑顔にもうひとつ笑顔を加えて、

「なるほど、法律家はそう考えるのですか。おもしろいですね」

と言いました。しかし、その目は「医学の世界では一パーセントでも別の可能性があれば、実証されたとは言わないですよ」と、栗木をさとしているようでした。

美馬文書の入手

栗木がなおも食い下がろうとすると、美馬医師のほうから提案がありました。

「じゃ、美香ちゃんのお母さん、こういたしましょう。私の所見、つまり検査結果から確実に言えることを簡単な文書にしてお渡しいたします」

美馬医師はそう言って、次の二点を証明する文書を作成してくれました。
1　美香の脳性まひが「重度の痙性四肢《けいせいしし》まひ」であること。
2　美香の脳の障がいは「周産期に短時間強い衝撃が与えられたことにより生じたもの」であること。
この文書には美馬医師の署名と捺印《なついん》、日付が記されていました。

「お忙しいところ、ありがとうございました。先生にお会いできて本当によかったです」

仁美がていねいにお礼を言いました。

「正門はもう閉まっていますので、通用門からお帰りください。私がご案内いたします」

すでに冬の夜が訪れ、あたりいちめん真っ暗でした。病院は小高い丘の上にあるらしく、遠くに街の灯が見えました。

「医者にもいろいろな人がいますね」

通用門を出ながら、安堵《あんど》のため栗木が少しくだけたものの言い方をすると、美馬医師は笑いながら言いました。

「医者の世界も社会の縮図です。さまざまな人がいます」

含蓄《がんちく》のある言葉でした。

5　攻勢に出てきた被告

美馬文書をめぐる応酬

その一週間後、美馬医師に作成してもらった文書がX地方裁判所に提出されました。

〈これで勝敗は決したも同然だ〉

美馬文書が裁判所に提出されたので、栗木はそう確信しました。

しかし、結果はそうではありませんでした。

年が明けて平成二四年一月、被告から準備書面が届き、こう指摘されていました。

「美馬医師の文書には、カルテと同等の信用性が認められない」

被告側は、美香ちゃんの主治医であった美馬医師が作成した文書に対し、信用できないと突っぱねてきたのです。

どう考えても、被告が無理難題を言っているとしか思えませんでした。しかし、被告が「カルテ上の根拠がない」と主張しているからには、Q西部病院のカルテの当該部分を示す必要がありました。

主張を先鋭化させた被告

そこで、貞友弁護士と連絡をとり、美馬文書の裏づけとなるカルテの当該部分を複写し、裁判所に提出することにしました。

しかし、カルテを提出しても、被告側からの反撃はやみませんでした。

二カ月後、被告からふたたび「脳性まひのタイプを明らかにせよ」とする次のような求釈明がありました。

1　Q西部病院の入院診療録の退院時要約には、diplegia必発と記載されている。
2　アメリカ産婦人科学会のCommittee Opinionによれば、原告の脳性まひがdiplegiaすなわち「頸性両まひ」であるならば、分娩時の事故によるものとは考えにくい。
3　従って、本件脳性まひの原因を明らかにするためには、本件脳性まひのタイプを明らかにする必要があり、本件求釈明をする。

この求釈明は前回のそれよりも明らかに語調が強く、次に来る攻撃を予感させるものでした。

当初、鱒水英男医師は「臍帯圧迫による胎児仮死が原因で脳性まひになった」と主張していました。ところが、裁判がはじまると先天性説に傾き、今回、Q西部病院の「退院時要約」にdiplegia（頸性両まひ）とあることを奇貨《きか》として、その主張をいっそう先鋭化させてきたのです。

diplegiaと診断されていたか

医療裁判の最終局面において、被告側が先天性説を前面に押し出してくるのは、常套《じょうとう》手段だといわれています。

しかし、それがいかに見えすいた戦術であれ、Q西部病院においてdiplegia（頸性両まひ）と診断されているとする被告側の主張に対しては、早急に反論する必要がありました。先天性が確定されるおそれがあったからです。

栗木が調べてみると、驚いたことに、土井洋一郎医師が書いた退院時要約だけでなく、美馬医師のカルテにもdiplegiaと書かれていることがわかりました。

〈美馬先生からいただいた文書には痙性四肢まひと書かれていた〉

〈だから、diplegiaであるはずがない〉

栗木はあせりました。しかし、いくら読み返してみても、カルテの記載はdiplegiaと読めました。

栗木は崖《がけ》っぷちに追い詰められたような気持ちになりながらも、来る日も来る日もQ西武病院のカルテを読んだり、あれこれ文献を調べたりした後、ふと思い立ってインターネットでdiplegiaの語を検索してみました。次々とあらわれる長文の英語をさらにスクロールしていると、突然、次のような文章が目に飛び込んできました。

This diplegia should not be confused with quadriplegia which requires the involvement of all four limbs but not necessarily symmetrical.

転記ミスの発見

すぐにはその正確な意味がわかりませんでした。

しかし、diplegiaとquadriplegiaという二つの単語が存在することがわかりました。

〈そうか。そうだったのか！〉

栗木は急ぎ、美馬医師のカルテを見なおしてみました。すると直感が的中。その小さな文字は、diplegiaではなく、間違いなくquadriplegia（痙性四肢まひ）と書かれていました。小さな文字で、しかも筆記体になっていましたので誰しもが読み間違えていたのです。しかし、それはあきらかにquadriplegiaでした。

平成二四年五月、貞友弁護士は、

「退院時の要約にdiplegiaと記載されているのは外科医の土井洋一郎医師の転記ミスで、主治医の美馬清志医師はquadriplegiaと診断、記録している。したがって先天性は推定されない」

とする準備書面を提出しました。

しかし、被告の先天性説が鳴りをひそめるようすはありませんでした。

先天性説のむしかえし

被告は右の貞友弁護士の準備書面に対して、即座に、

「原告は、美馬医師が最終的にquadriplegia（痙性四肢まひ）と診断していたと言うが、信用できない」

「むしろ、土井医師の退院時要約のほうが信用できる」

と反論してきました。

被告はさらに次のように主張しました。

「医学的には、一つの奇形があれば他の奇形の確率は高いと言われており、本件においては臍帯卵膜付着が存在する以上、また二分脊椎《にぶんせきつい》（巻末注12）が疑われる以上、本件脳性まひの原因が染色体異常にある可能性は否定できない。その脳性まひの原因を明らかにするためには、染色体異常の有無を確認する必要がある」

被告が最後のカードを切り、先天性説（染色体異常）をむしかえす戦法に出てきたことは明らかでした。

裁判のむずかしさ

裁判に勝つということは本当に大変なことです。

一難去ってまた一難という表現がありますが、まさに裁判にはそういったところがあります。

一つの争点が終息したかと思うと、間髪《かんぱつ》をいれずまた別の角度から争点が提起され、次から次へと幾重もの波が押し寄せてくるようにして裁判は進行します。

しかし、それにしても、著名な脳の専門家である美馬医師の診断が間違っていて、外科医の土井医師の記載──実は単なるカルテの転記ミス──のほうが正しいなどという主張は、とんでもない言いがかりでした。

〈わざわざ反論するまでもなかろう〉

栗木はそう考えました。

また、臍帯卵膜付着と二分脊椎の存在を根拠に「染色体異常の有無を確認せよ」とする被告の攻撃に対しても、栗木たちは楽観的でした。なぜなら、臍帯卵膜付着が存在しないことはすでに立証されており、また「二分脊椎の疑い有り」という記載も、美香ちゃんが入院した当時のレントゲン写真を見たQ西部病院の若い一医師が私見として記したもので、それが誤診であることはベテランの担当医師が言明していたからです。

しかし、裁判においては迅速な対応がいつも求められます。

どんなに荒唐無稽《こうとうむけい》な求釈明であっても、しっかり対応しないと、思わぬ展開をするのが裁判です。事実、原告側の虚を衝《つ》くようにして、先天性説を主張する被告側の声がやがて一オクターブ上がることになります──。

第五章　最後の攻防

1　医療裁判弊害論の台頭

むずかしくなる医療裁判

双方の鑑定書が提出され、脳性まひの原因をめぐる攻防が激しさを増したちょうどその頃、美香ちゃんの裁判に水をさすような動きが強まってきました。医療裁判を敵視する医療裁判弊害論の台頭です。

美香ちゃんが誕生した頃は、まだどちらかというと医師に対する批判の声が高く、テレビなどでも、

「驚くべき医療事故の実態」

「なぜ患者は薬づけにされるのか」

といった特集番組が数多く組まれ、貞友義典弁護士もゲスト出演していたほどです。

ところが、その後、なぜかテレビでも医療崩壊ということが強調されるようになり、状況が一変。医療裁判に対する批判が一挙に浮上してきた観がありました。

「最近ハヤリの医療崩壊論が、私たちの裁判に影響しなければいいのですが」

仁美が心配そうに聞くと、貞友弁護士から、

「すでにその影響は出ています」

という答えが返ってきました。

医療崩壊とか医療危機といった声に押されて、裁判所としても医療側にきびしい判決を出しにくい状況が生まれている、というのが貞友弁護士の意見でした。

ネットで暴走する人たち

そうしたなか、あたかも時を同じくするかのようにして、医療裁判の原告を非難するインターネット上の書き込みも激しくなりました。

そのひどさについては、鳥集《とりだまり》徹《とおる》氏の『ネットで暴走する医師たち――〈医療崩壊〉の深部で何が起きているか』（WAVE出版）が生々しくレポートしていますが、なかでもとくにひどいのは、東北地方でおこったある医療裁判についての書き込みです。

この東北の医療裁判は、胎盤剥離《たいばんはくり》による大量出血で死亡した妊婦の父が原告となって争われたものです。ところが、この裁判においても、鈴鹿市の隣人訴訟事件（巻末注13）や、杏林《きょうりん》大学の割り箸事件（巻末注14）と同様、訴えた原告側が口汚い非難にさらされることになりました。憲法で保障されている裁判を提起する権利を一市民が行使することそれ自体に敵意をもやし、匿名《とくめい》で攻撃するなんて不寛容のきわみといわざるをえません。

ネット上での書き込みはやがて出元明美さんや勝村久司さんたちの市民運動にもおよぶようになりました。あるブログは、出元さんたちのことを「医療テロリスト」と呼んでいます。「医療カルト」と呼んでいるブログもありました。

医療裁判の専門性

〈しかし、医療裁判を敵視し、裁判を医療への理不尽な攻撃と見なすのはあまりにも短絡的だ〉

栗木はそう思いました。

なるほど、医療に対する不満、クレームのなかには理不尽なものが存在するかもしれません。しかし、医療に対する不満、クレームのすべてが裁判になるわけではありません。

栗木たちがこの間、学んだところでは、美香ちゃんのケースが医療裁判として成立するためには少なくとも二つの条件が必要でした。

第一に、P総合病院の古城伸一医師や、Q西部病院の美馬清志医師などの検査結果に照らし、また我妻尭先生などの専門的知識をふまえ、被害者家族の主張が医学的に正当と認められなければなりませんでした。

第二に、そのうえで、過失論や因果関係論の観点から貞友弁護士らが慎重に検討を加え、法的にも正当と認められなければなりませんでした。

医学的、法的に正当と認められた場合にのみ、裁判が可能になるのであって、無知の大衆が医療の現場にストレートに口を出しているわけでは断じてありません。医療裁判を医療に対する理不尽な攻撃だと考えるのは、とんでもない誤りです。

2　ラウンドテーブルでの論戦

美香ちゃんの退院

平成二四年五月二一日。六歳の春を迎えた美香ちゃんが退院し、約一年ぶりに遠方のRみどり病院から帰ってきました。外国に行っている高志をのぞき、ここに三世代五人の生活が復活することになりました。

久しぶりの一家団欒《いっかだんらん》です。この春に四歳になった弟の信哉ちゃんもお姉ちゃんが帰ってきたので大よろこびでした。お姉ちゃんの世話がしたいと言って、ベッドによじ登り、美香ちゃんの頬《ほほ》にキスしたり、絵本を見せたりしました。

〈美香がもう小学生だなんて、信じられない〉

高志の両親も加わり皆で美香ちゃんの退院を祝ったあと、片づけをしながら仁美はふとそんな感慨にふけりました。

片づけをするママの近くのベッドには美香ちゃんが寝ています。久しぶりの大旅行に疲れたのか、美香ちゃんは呼吸が苦しそうで、ゼコゼコと喉《のど》を鳴らしていました。

被告は鑑定人尋問に反対

平成二四年七月二三日、ラウンドテーブル法廷が開かれました。提訴してからまもなく四年になります。

この日も、高志の海外出張がつづいていましたので、貞友弁護士と仁美の二人が出廷し、栗木が傍聴人としてそれに加わりました。

被告提出の準備書面を確認したあと、野添隆博裁判長から今後の裁判の進め方について提案がありました。

「おりをみて、裁判所から和解案（巻末注15）を提示したいと思っております」

和解案の提示について裁判長が口にしたので、その場が緊張したものになりました。

「で、その前にですが、保留していました鑑定人尋問の件、いかがいたしましょうか」

この裁判長の問いかけに、まず貞友弁護士が鑑定人尋問を希望しました。

これに対して、鱒水英男被告の代理人柿山弁護士は、めずらしく感情を表に出して異議をとなえました。

「いや、その必要はないと思います。原告代理人が第二、第三の鑑定書を提出するというから、今まで待っていました。しかし、いまだに提出されていません。いったいどうなっているんですか」

貞友弁護士が答えました。

「はい。その点につきましては現在検討中ですので、近いうちにまず小児科の先生の鑑定書を提出いたします」

「近いうちにって、いつですか」

「いずれ鑑定人尋問がおこなわれるでしょうから、それまでには間に合わせたいと考えていました」

「いや、もうそれはいいですよ。裁判所が和解案を提示したいとおっしゃっているんですから、和解案をお願いするのが順序だと思います」

「しかし、鑑定人の尋問が必要です」

「いや、もう議論は尽くしました。証拠も出尽くしています。一日も早く、和解手続きに入っていただきたいと思います」

柿山弁護士は語気を強めて、そう主張しました。

運命の日が決定

裁判長は一瞬、困りましたねという表情を見せましたが、すぐに双方を見すえながら、

「被告代理人は裁判の進め方、鑑定人尋問について異論がおありのようですね――。じゃ、こういたしましょう。次回、この法廷で、裁判所の和解に乗っていただけるかどうかについて双方の意見をお聞きします。そして、双方とも和解を受け入れるということでしたら、あらためて期日を指定し、正式に和解案を提示することにいたします」

と裁判所の方針を示しました。

この裁判長の提案に、柿山弁護士は我が意を得たりという表情を浮かべました。

いっぽう貞友弁護士も、とくに異論はありませんという表情に変わりました。

「では、原告被告の双方から同意をいただきましたので、次回の法廷では、和解に乗っていただけるかどうかを個別にお聞きすることにします。そして、もし裁判所の和解勧奨に乗っていただけないということでしたら、双方の鑑定人の尋問をおこない、そのあと判決ということになります」

こうして、野添裁判長の提案を双方が受け入れるところとなり、次回の期日が九月一〇日と定められました。

あっけないやりとりでした。

裁判長の言葉によって運命の日が事もなげに決定されるのを目撃して、仁美は動悸《どうき》が

高鳴るのをおぼえました。

〈運命の日とは、こんなにあっけなくやって来るものなのか〉

仁美だけでなく、栗木も極度の緊張のため胸が苦しくなりました。

もちろん、それは待ちに待った日でした。しかし、来てほしくない日でもありました。

何よりも心配なのは、野添裁判長や大竹裁判官が本件についてどのような心証を得ているかでしたが、それは誰にもわかりません。

いっとき希望的観測が流れたこともありました。だが、しつようにくり返される被告の先天性説に接していると、「こちらの優位は動かない」とした判断が何の根拠もないことのように思われ、仁美も栗木も不安にかられました。

冷静な柿山弁護士

不安といえば、鱒水被告の弁護士が裁判所の和解勧奨に積極的に応じる姿勢を見せたことも、気になるところでした。

〈柿山弁護士は、先天性をめぐる論争に手ごたえを感じているのだろうか〉

少し怒ったようにして貞友弁護士の鑑定人尋問の要請をしりぞけたあと、和解勧奨の話になると冷静さをとりもどした柿山弁護士。彼はX地方裁判所の近くに立派な法律事務所をかまえ、X地方裁判所をホームグラウンドのようにして活躍する弁護士です。

公平に見て、品のよい口髭《くちひげ》をそえたその誠実そうな風貌と、柔らかな物腰からして、柿山弁護士がX地方裁判所の裁判官や書記官から信頼を得ていることは間違いないように思われました。

意表を突く準備書面

その柿山弁護士から、和解勧奨がおこなわれる日と指定された九月一〇日のわずか二週間前、まるでその日をねらうかのようにして、原告の意表を突く準備書面が提出されてきました。

準備書面には、まずこう書かれていました。

「原告美香の脳性まひがdiplegia(痙性両まひ)であることは、土井洋一郎医師の退院時要約からも明らかであり、先天性が強く推定される」

この主張は前回の準備書面にも書かれていたことです。「わざわざ反論するまでもなかろう」と、原告側が高《たか》を括《くく》っていた問題が再度しつように提起されていました。

ついで、被告の準備書面には、

「分娩監視装置が普及した今日もなお一定の割合で脳性まひが発生しており、その多くは原因不明である。にもかかわらず医師が訴えられ、そのため産科医療の崩壊が社会問題化しており、憂慮にたえない」

と書かれていました。
医療裁判弊害論を言外ににじませながら、裁判官に愁訴するような文面です。そうかと思うと、一転。被告側は、美香に二分脊椎の疑いがあるとする数年前の記録が残っていたことを根拠に、このさしせまった段階において、「染色体異常」「遺伝子異常」「先天代謝《たいしゃ》異常」等々の先天異常が存在しないことをカルテ等によって立証せよとせまって来ました。

原告は、被告の求釈明にもかかわらず、染色体異常等に関する求釈明に釈明しようとしない。先天性要因の有無は、被告にはなんら資料がなく立証は不可能であるが、原告はその検査結果を有しているか、もしくは検査すれば容易に分かることであり、立証は何ら困難なことはない。もし、原告が何ら釈明に応じないということは、染色体異常、先天代謝異常等の先天異常が推認されるといわざるを得ない。

裁判もいよいよ終局を迎えたと見たか、被告側が一挙に攻勢をかけてきたことは明らかでした。
先天性（先天異常）が存在しないことを立証せよということは、「百パーセント健康であることを証明せよ」と言っているようなもので、無理難題というほかありません。しかし、この求釈明にしっかり対応しないと、裁判官の心証形成に思わぬ効果を及ぼすかもしれません。〈先天性の存否という大問題をあいまいにしたままで、和解勧奨の手続きに入るわけにはいかない〉

栗木は、外国に行っている高志の留守をあずかる者として、自分たちの手で、できるかぎりのことをしなければならないと考えました。

3 家族でカルテの調査

膨大な量のカルテ

わずか二週間、いや実質的にはこの数日間で何ができるだろうか。どんな記録を入手すれば被告の求釈明にこたえることができるのか。

自信はありませんでした。

しかし、ともかくも必死でやってみるほかないと決意し、栗木は貞友弁護士に相談したうえで、仁美といっしょにQ西部病院に出かけました。

もし先天性説をくつがえすような記録を入手できなければ、その他の争点で優勢であっても形勢が逆転しかねません。

裁判においては、過失論とならんで因果関係論が重要だといいます。陣痛促進剤の濫用やモニターの除去などをめぐる論戦（過失論）で優勢であっても、被告の先天性説に有効に反論できなければ、「医師の過失と脳性まひとの間には因果関係が認められない」と認定され、裁判に負けてしまいます。

だから、ここは何が何でもがんばらなければなりません。

しかし、いかに必死になっても大病院のカルテを調査するなどということは至難のことでした。何よりもまず、カルテの分量（六年九カ月分）が膨大でした。

文書課の職員が台車で運んできた四個の段ボール箱を前に、二人は途方に暮れました。

栗木たちはかつて鱒水クリニックのカルテと苦闘したことがあります。しかし、いま目の前に積まれているカルテの量は、それとは比較にならない分量でした。

看護師長の助言

カルテの閲覧は困難をきわめ、これといった成果のないまま二日が過ぎ、三日目には仁美にかわって恭子が調査に加わっていました。

ちょうどその日の午後のことです。部屋の窓ごしに明るい声が聞こえてきました。

「美香ちゃんのおばあちゃんじゃないの。ここで何してるの」

聞きおぼえのある看護師長の松下加絵さんの声です。

恭子が事情を説明すると、松下さんはこう教えてくれました。

「そうね、大変な作業ね。でもね、染色体とか遺伝子の検査っていうのは、何と言ったらいいかな、漫然とやってるわけじゃないわ。何か具体的な病名が疑われないかぎり、ドクターは検査していないと思いますよ」

「えっ、そうなんですか」

「それにね、なかにはダウン症のように専門の先生が目で観察すればすぐにわかる症例も多いでしょう。だから、ドクターが観察して異常が認められないかぎり、カルテには何も記録されていないのが普通よ」

さすがはベテランの看護師長です。要するに、カルテをいくら調査しても、染色体異常や遺伝子異常の存否をすべて明らかにすることなど「できっこない」とのことでした。

「何かとくに知りたいことがあるの？」

「ええ。たとえば二分脊椎と確定診断されているかどうかが、知りたいんですけど。いつだったか、その疑いがあるとおっしゃっていた先生がいましたので」

「ああ、それならわかると思いますよ」

松下さんが段ボールの中から分厚い数冊の簿冊を見つけ出してくれました。

「この簿冊をゆっくり見てみるといいわ。美香ちゃんが退院したときの書類とか、他の病院に送付した書類の写しがとじられているので、これなら調べやすいかもね」

また、松下さんによれば、「先天代謝異常の検査」とは別名ガスリー検査のことで、その結果については、こうしたカルテの中ではなく母子手帳に貼付《てんぷ》されているとのことでした。

土井医師の訂正文書

こうして、松下加絵さんの適切な助言を得ることによって、カルテの閲覧調査が一挙に進むことになりました。

看護師長と恭子が親しいことを知り、文書課の職員がいっそう協力的になってくれたことも大きかったといえましょう。

そのうえ、土井洋一郎医師から署名入りの訂正文書を入手することができたのも、大きな成果でした。土井医師は、Q西部病院の退院時要約に誤ってdiplegia（痙性両まひ）と記載した外科の先生です。

土井医師の訂正文書には、「私が書いた退院時要約中のdiplegiaは、quadriplegia（痙性四肢まひ）の転記ミスである」と明記されていました。

「美香ちゃんのおばあちゃん、これでいいですか」

土井医師は明るい声でそう言って、訂正文書を恭子に手渡してくれました。

4　二つの鑑定書

調査で明確になった点

栗木たちがQ西部病院で入手した資料は、立証趣旨をつけて貞友法律事務所から裁判所に提出されました。

この調査によって、次の諸点が明確になりました。

1　Q西部病院の退院時要約中の diplegia は quadriplegia の転記ミスである。

2　美馬医師は quadriplegia（痙性四肢まひ）と確定診断している。

3　「二分脊椎」とは確定診断されていない。

4　「先天性代謝異常の検査」（ガスリー検査）の結果は異常なしであった。

5　美馬医師は本件の脳病変について「両側性基底核視床病変BBTL」（短時間に脳に強い衝撃が加わったときに生じる病変）と診断している。

加部先生の鑑定書

右の1～5の事実をふまえ、小児科医師の加部《かべ》一彦《かずひこ》先生の鑑定書（私的意見書）が、ラウンドテーブル法廷が開かれる二日前の九月八日に完成しました。待ちに待った加部鑑定書の提出です。

この加部鑑定書の提出については、貞友弁護士が札幌出張のため、同法律事務所のナンバー2ともいうべき廣田智子《ひろたともこ》弁護士の尽力がありました。廣田弁護士は当初ジャーナリスト志望でしたが、途中から法曹界に転じた前途有望な弁護士です。

廣田弁護士が夜遅く病院に行って、もらってきたという加部鑑定書には、仁美たちの調査結果をふまえて「本件患児の痙性四肢まひは両側性基底核視床病変BBTLにより生じたものであり、先天性とは考えられない」と明記されていました。

加部鑑定書には、さらに次のような医学的知見も明記されていました。

一　染色体異常について。
最も一般的に認められる二一トリソミー（ダウン症）などの染色体異常は、いずれも特徴的な身体所見が認められるので臨床診断が可能であるところ、本件患児にはいずれの特徴も認められていない。
二　遺伝子異常について。
そもそも遺伝子異常を疑わせる具体的な症状が認められない段階において、漠然と検査をおこなっても遺伝子の異常箇所を判明させることはできない。まず臨床症状や検査所見によって遺伝子異常の存在が疑われた場合に、その確定診断の目的で実施されるのが普通である。本件患児のように、脳性まひの原因として低酸素性虚血性脳症が最も疑われる場合に、あらためて遺伝子検査をおこなう必要があるとは考えられない。

我妻先生の二度目の鑑定書

加部先生の書いた鑑定書を読み、栗木たちは胸のつかえがおりる思いがしました。被告の求釈明に対して、一つひとつ事実をふまえ根気よく論破していくその手法には、医師としての知見が遺憾なく示されていたからです。

「すばらしい鑑定書だ」

栗木たちは加部鑑定書を何度も読み返し、自分たちの努力が無駄でなかったことを知り、うれしくなりました。

しかも、心強いことに、加部鑑定書が提出された翌日、我妻尭先生が尾形鑑定を批判する鑑定書（私的意見書）を裁判所に提出してくれました。我妻鑑定書は、

「尾形鑑定は、臍帯卵膜付着がある場合に急激な低酸素状態に陥ることがあるという一般論（その意味では誰も否定できない）に終始し、争点に正面から答えていないだけでなく、具体的実証性に乏しい」

と断じていました。

医学界の権威が二度にもわたって鑑定書を提出するということは異例のことでした。少

なくとも医学的論争に関しては、勝敗は決したというべきでしょうか。

栗木と仁美、そして恭子がQ西部病院でカルテの閲覧調査を開始してから、わずか二週間。信じられないような短期間で、二つの貴重な鑑定書が完成したのです。

まさに快挙というほかありません。

5　善意の輪に支えられて

劣勢をはねかえす

当初苦戦が予想された裁判でしたが、臍帯卵膜付着の存否をめぐる争点に引きつづき先天性の存否というむずかしい争点においても、当事者と協力医、弁護士の協働によって、被告側のしつような攻撃に対処することができました。

仁美と栗木は、五〇日ほど前の七月のラウンドテーブル法廷の場で被告代理人の柿山弁護士がめずらしく感情を表に出して、原告側があらたに鑑定書を提出することに異議を唱えていたことを思い出しました――。

あのとき、柿山弁護士は「もう証拠は出尽くしています。早く和解手続きに入りましょう」と語気を強めていました。被告の不利になる新証拠が出て来ることを、おそれていたからだと考えられます。

証拠が出そろっていない段階で和解手続きに入れば、何とか凌《しの》げる。被告側はそう踏んでいたに違いありません。

「被告のねらいどおりにならなくてよかったね」

仁美が栗木に言いました。

「そうだな。あのまま和解手続きに入っていたら、大変なことになっていたかもしれない」

「やはり土井先生から訂正文書がもらえたのが大きかったね」

「誰だって、退院時要約に転記ミスがあるとは思わないからな。被告側が色めくのも無理はない」

「転記ミスに気づかなければ、加部先生の鑑定書は完成していなかったわけよね。もちろん、我妻先生の二度目の鑑定書も存在しなかったと思うわ」

「あぶないところだった」

「お父さんとお母さんのお手柄《てがら》ね」

「いや、みんなの力だ。みんなで協働したから、できたんだ」

さまざまな人たちの力

Q西部病院のカルテを閲覧調査するという困難な課題を何とかクリアすることができ

たのは、いうまでもなく同病院の文書課職員と松下加絵看護師長のおかげでした。

しかし、そうしたおかげに恵まれたのも、仁美や恭子が毎日のようにQ西部病院を訪れ、入院している美香ちゃんの介護に精出していたからではないでしょうか。

がんばる人、献身的に尽くす人にしてはじめて助けられることがある、と栗木は思いました。

土井洋一郎医師にしてもそうです。もし仁美や恭子との間に信頼関係がなければ、こころよく訂正文書の作成に応じてもらえなかったかもしれません。多くの患者をかかえて毎日多忙な大病院の医師が、一患者の祖母に頼まれて、自分のミスをわざわざ文章化するなどということは、そうめったにあることではありません。

この世には、誠実な人たちの心がさまざまに結び合って、善意の輪のようなものを形成し、それが仁美たち家族を支えているのかもしれません。事故当日の夜、救急車でかけつけて来たP総合病院の古城伸一医師が、仁美に赤ちゃんを抱かせ「ほら、赤ちゃんの心臓が動いているよ」と言って、分娩室の中で最初に温かい言葉をかけてくれたことが思い出されました。「医者にもさまざまな人がいます。医者の世界も社会の縮図です」と語っていた美馬清志医師のことも思い出されました。

「この世には、やさしい心と豊かな専門知識、そして強い責任感をもった人がたくさんいる」

栗木がそう言うと、

「本当ね。この七年間、私たちが何とかやって来られたのは、皆さんのおかげよね。古城先生や美馬先生。渋谷先生、我妻先生。そして貞友先生と出元明美さん――。皆さんのお力ぞえがなければ、とてもここまでは来られなかったわ」

仁美も感慨深げでした。

東日本大震災による原発事故のあと、「原子力ムラ」の実態が広く国民に知られるようになりました。そうした利益至上主義の癒着《ゆちゃく》構造は、製薬や医療の世界においても根強く存在しているといわれています。しかし、いろいろな人に接していると、そうした利益優先に走る負の構造だけがすべてでないことがわかります。

「裁判は今後どうなるのかしら」

「相手の出方しだいだ」

いかに優位の状況が作りだされても、安心できないのが裁判です。とくに医療裁判においては、原告側が勝訴を信じていたにもかかわらず、原告の請求を全面的にしりぞけるにも等しい裁判所の最終判断が示され、愕然《がくぜん》とすることが少なくないといわれています。

医療裁判弊害論や医療危機論が台頭するなか、美香ちゃんの裁判が今後どう展開するか、予断は許されませんでした。

第六章　八年目の春

1　和解か判決か

あいかわらず被告は欠席

Q西部病院で仁美たちが必死のカルテ調査をしてから、二週間が経過しました。裁判所による和解勧奨がおこなわれるため、浅田高志が休暇をとってシンガポールから一時帰国してきました。

美香ちゃんが六歳九カ月になった平成二四年九月一〇日、午後四時。

X地方裁判所のラウンドテーブル法廷。

この日は、貞友義典弁護士とともに久しぶりに高志、そして仁美と栗木三郎が出席しました。被告の鱒水英男医師はあいかわらず欠席でした。

野添裁判長が被告の代理人柿山正博弁護士にむかって、まずこう問いかけました。

「原告提出の加部意見書と我妻意見書に対して、被告はどう対応されますか」

「とくに検討していません」

「そうですか。では、和解の件です」

ラウンドテーブルの場が静まりかえりました。

「さて、裁判所としましては、前回に申し上げておきましたように和解勧奨の手続きを開始したいと考えていますが、その前提として本日、裁判所の和解に乗っていただけるかどうか、原告と被告双方の意見をお聞きいたします。もし和解に乗っていただけないようでしたら、鑑定人尋問をおこない判決となります」

和解か判決か。長かった美香ちゃんの裁判も、いよいよ最後の大きな山場を迎えようとしていました。

「まず原告の側からお聞きしますので、被告代理人はしばらく退席願います」

第一回目の意見聴取

柿山弁護士が黙礼して退席しました。

法廷には野添隆博裁判長と大武倫子裁判官と書記官、貞友弁護士、そして仁美たち三人が残りました。

野添裁判長が静かに語りはじめました。

「これまで長い間、ご苦労さまでした。裁判所としましても、まだ最終的には詰め切れていませんが、和解を受け入れていただけるかどうかについて、まず原告側の率直な意見をお聞きしたいと思います」

まさに緊張の瞬間でした。裁判長が言葉をつづけました。

「この事件はきわどい事件といいますか、評価にむずかしいところがあります。分娩室に入る前に被告はモニターをしばらく取りはずしていますが、その間に胎児の状態がどうなっていたか。陣痛促進剤の投与が胎児の健康にどの程度の影響を及ぼしていたか、いなかったか。そのあたりの評価がむずかしい」

仁美たちが固唾《かたず》を呑むなか、貞友弁護士が発言しました。

貞友弁護士は、和解を受け入れるかどうかという判断をひとまず保留し、我妻先生の鑑定等々から判断して本件においては陣痛促進剤が胎児に深刻な影響を与えていることは明らかだと、原告側の主張をあらためて強調しました。

これに対して、野添裁判長は小さく「うーん」という表情を見せながら、

「モニターをつけていたら胎児は助かったのか、それともモニターをつけていても不可抗力だったのか、そのあたりのところが今ひとつ……。我妻先生の鑑定書によっても、想像力を補ってくれるものが少し弱いかな、という気もするのですが」

「モニターをつけておれば、被害を回避できたと思います」

「被害回避の可能性はどのくらいあったのか、なかったのか。問題はそのあたりの確率ですよね」

「重要なポイントは、モニター上の異常が出た時点で脳性まひになっているわけではな

いという点です。モニターをつけておれば異常が発見できます。そして、その時点ですみやかに対応しておれば脳性まひにはなっていません。モニターをはずさず常時監視していたならば、胎児が重篤《じゅうとく》な状態におちいることは絶対にありませんでした」

「そうですか――」

裁判長が少し間をおいたあと、ふと我に返ったように、

「はい、わかりました。では今から被告側の意見をお聞きしますので、皆さんしばらく法廷の外でお待ちください」

裁判長が第一回目の原告聴取をしめくくりました。

そのあと、貞友弁護士と仁美たち三人は、閑散とした廊下の長椅子にすわって第二回目の呼び込みを待ちました。

世間の噂《うわさ》では、裁判官の心証上「敗訴」の可能性が高いほうから聴取するといいます。

〈とすると、われわれが負けたことになるのか〉

栗木は、そのことを仁美や高志には話さず、内心、落ち込んだ気持ちになっていました。

第二回目の意見聴取

約三〇分後、原告に対する二回目の聴取のための呼び込みがありました。

被告代理人の柿山弁護士と入れかわって、貞友弁護士と仁美たちがラウンド法廷に入

ると、野添裁判長がこう切り出しました。

「被告側は、裁判所による和解自体については受け入れると言っていました。そこであらためて原告側の意見をお聞かせ願うわけですが――」

法廷の空気が凍《こお》りついたように感じられるなか、野添裁判長がメモのようなものに目を通しながら、一歩ふみ込むようにして、

「今回は準備していませんが、裁判所の和解案を次回に示せればと思っています。分娩室内でのきわどいところを、どう理論構成するかがポイントになります」

「……」

「これは和解ですから、当然ながら一方の主張だけを採用するわけにはまいりません。双方の意見を勘案しつつ、ここは原告にも相当譲歩してもらわなければなりません」

裁判長が「相当譲歩」という言葉を使いました。

譲歩というからには完敗ではない。しかし、相当譲歩の「相当」とはどの程度を意味するのだろうか。もしかしたら被告代理人との間では具体的な話がすでに出ているのかもしれない。

仁美がおそるおそる小さな声で、裁判長に質問しました。

「すみません、相当譲歩の、相当というのは……どういう意味でしょうか」

静寂のなか緊張が走りましたが、裁判長は何も答えませんでした。

その場の空気を察してか、貞友弁護士が仁美の質問を制するようにして、こう発言しました。

「裁判長、しばらく時間をください。少し時間をいただき、裁判所の和解案をお願いするかどうか、原告の意見をお聞きしてから回答いたします」

この段階で裁判長に確定的なことを語ってもらうのは無理であろうし、また得策でもないと、貞友弁護士は判断したようでした。

廊下で話し合い

誰もいない廊下の片隅で、ふたたび貞友弁護士を中心に話し合いがもたれました。

しかし、裁判所の和解勧奨を受け入れるかどうかを決することは、容易なことではありませんでした。高志も仁美も、どうしたらよいかわからず、途方に暮れた感じになりました。

こんな大事なことを、こんな場所で、しかも短時間で決断しなければならないなんて、信じられないことでした。しかし、何らかの決断をしなければなりません。いろいろと話し合ったあと、

「ともかく裁判所に和解案を出してもらうほかない」

「出された和解案に不満なら、判決に持ち込み、高等裁判所に控訴する方法もある」

というのが、切羽《せっぱ》つまったなかでの高志と仁美の結論でした。

覚悟を決める

ほどなくして、原告に対する三回目の聴取が開始され、貞友弁護士が話し合いの結果を裁判長に伝えました。

「裁判長、よろしくお願いいたします。次回、裁判所の和解案をご提示ください」

野添裁判長はこれを了とし、被告代理人を呼び込んで宣言しました。

「次回の法廷は一一月一二日、午後三時とします。裁判所より和解案を提示いたします」

裁判長のこの宣言に、ラウンドテーブルの場はいつも以上に深閑とし、その日の法廷が終わりました。

こういう日がいつか来ることはわかっていました。

しかし、それがたった今、このようなかたちで自分たちの身に訪れようとは信じられないことでした。自分たちが必死の思いで提起し、四年間にわたって戦ってきた裁判の終局の日が、間もなく確実に訪れようとしているのです。

譲歩とは三割くらいの譲歩のことか、それとも七割の譲歩を意味するのか。

あるいは、事実上の敗北を意味するくらいまで、大きな譲歩を強いられることになるのか。

なかばあきらめ、なかば希望をもって、その日を待つほかないと高志たちは覚悟を決めました。

2　裁判所の判断

高志の帰国

それから二カ月が過ぎた平成二四年一一月六日。少し帰国が早まり、一年八カ月に及んだ海外での勤務を終えて、高志が正式に帰国してきました。

仁美の介護日記によると、その三日後、高志と仁美は遠方のRみどり病院を訪れました。美香ちゃんが一年間もお世話になっていましたので、そのお礼を言うことが訪問の目的でした。

「やあ、美香ちゃんのお父さんですか。美香ちゃんがいなくなったので淋しくなりました」

医者も看護師も、また売店のおばさんや警備員の人までが笑顔で挨拶してくれました。美香ちゃんがどんなに大切にされていたかがわかります。

病院の人たちにお礼を述べたあと、仁美と高志が病院内の庭や林を散歩すると、人里遠く離れているせいか、すでに冬の気配がただよいはじめているのが感じられました。

「本当に月日がたつのは早いなあ」

「そうね。美香も、もうすぐ七歳よ」

「この二年近く、美香のことをまかせっぱなしにして、本当に悪かった。仁美もたいへんだったね」

「美香もがんばってるのよ」

「がんばってる？」

「ええ。さきほど一人で病棟に行ったときのことだけどね。ここに長いこと家にも帰らず入院している人で、シゲ子さんとアキ江さんという方がいるんだけど――」

「少し歳のいった人だね」

「そう、その二人からね、美香ちゃんはもうこの病院に帰ってこないのって聞かれたの。だから、仕方なく、もう帰ってこないかもしれないよって答えると、二人とも目に涙をいっぱいためていたわ。あんな美香でも、この病院ではけっこう人気者だったのね」

「美香も、人知れずみんなの役に立っていたわけだ」

仁美の涙

一一月一二日にはX地方裁判所から和解案が提示されることが決まっています。

「いよいよ三日後ね」

「うん」

「私ね、最初は、なんてのんびりした裁判なんだろって腹が立ったわ。だって、たえず吸引しなければ呼吸できない美香の世界と、裁判のテンポがあまりにも違うんですもの。弁護士や裁判官には、裁判を早く終わらせようという気がないのかと、心配になったわ」

「準備書面のくり返しだったからな」

裁判には、被害者家族の気持ちを置き去りにしているようなところがあります。被害者家族の日々の生活とは別の世界で裁判は進行します。

「でもね、近頃は裁判にも良いところというか……」

「良いところ?」

「ええ。裁判には、冷静に考える時間を与えてくれてるっていうか、そんなところがあるような気がするんだけど、そう思わない?」

「そうだね。事故直後だったら絶対に許せないことでも、長い時間かけて裁判しているうちに、許すというか、あきらめるというか」

「あのクリニックのことは、もう忘れて、美香のことだけ考えてやっていこうかって、裁判にはそんな気持ちにさせるところがあるわ」

仁美が涙をこぼしました。

「お母さんから聞いたけど、仁美もよくがんばってくれたね。美馬先生に会いに行ったり、カルテの調査をしたり、子育てしながらたいへんだったね」

「……」

「大丈夫だ。きっと勝てる」

裁判に負けたときのことを思うと、すごくみじめな気持ちになります。精神的、経済的打撃が一挙に自分たちの家庭を破壊してしまうかもしれません。だから、裁判には絶対に勝たなければなりません。

しかし、一寸先がわからないのが裁判です。

和解案の提示

晩秋の冷たさを感じる平成二四年一一月一二日。

午後三時から法廷が開かれました。

その日も貞友弁護士と、仁美と高志、そして栗木が参加しました。恭子は美香ちゃんの介護と信哉ちゃんの子守りのため自宅待機です。一方、鱒水英男医師は今日も欠席で、被告側の席には柿山弁護士だけが座っていました。

いつものX地方裁判所です。

いつもの裁判官がラウンドテーブルの上座に着席していました。

しかし、今日はいつもとは違う日です。緊張感がただよっていました。

「裁判所の判断を申し上げます」

野添隆博裁判長が口を開きました。大武倫子裁判官がそばにひかえています。

法廷がしいんと静まりかえりました。

これまでの七年間が凝縮《ぎょうしゅく》されたような瞬間でした。

過失の存否

「まず過失の存否についてです」

「……」

「被告の注意義務Ｉ・陣痛促進剤の投与については、投与の必要はなかったと考えます。しかし、かといって過失とまでは言えないのではないか、というのが当裁判所の判断です」

裁判長が、被告の注意義務Ｉ違反は認められないと断定しました。

〈やはり負けたのか〉

ラウンドテーブル法廷の場が、水を打ったようにいっそう静まりかえりました。

野添裁判長の言葉がつづきます。

「つぎに、被告の注意義務Ⅱ・分娩監視装置を取りはずした件についてですが――」

「……」

「これについては鱒水被告の過失は明白だと考えます。危険性のある陣痛促進剤を投与したのですから、分娩監視装置を特段の理由もなく取りはずした行為には、過失が認められるとしなければなりません」

裁判長が被告の過失を認定しました。

二つの過失のうち一つでも認められれば、過失が認定されたことになります。

因果関係の存否

「さて、つぎに因果関係です」

「……」

「分娩監視装置を取りはずしたこと、すなわち被告の注意義務II違反と児の後遺障害との因果関係ですが、この点について当裁判所としましては――」

裁判長が手元のメモから目をはなし、原告と被告の双方をながめながら言葉をつづけました。まさに緊迫の一瞬でした。

「当裁判所としましては、原告の主張は大筋において首肯《しゅこう》しうる、つまりほぼ立証されていると考えます」

裁判長が「原告の主張はほぼ立証されている」と明言しました。

聞き違いではありません。たしかに裁判長がそう明言しました。

〈勝ったのか?〉

張りつめた空気のなか、野添裁判長の言葉がさらにつづきます。

「すなわち、被告が注意義務Ⅱ違反を犯したことにより児が重度の脳性まひを罹患《りかん》した蓋然性《がいぜんせい》が高いというのが、当裁判所の判断です。因果関係に関連して、臍帯卵膜付着が存在しそれが児に影響を与えたとする被告側の主張には、分娩監視記録に照らしても十分に整合性があるとはいえません。被告提出の証拠写真も、その証拠価値に疑問があるといわざるをえません。また、先天性の件ですが、これについても脳性まひのタイプ等々から判断して、被告側の主張に十分な説得力があるとはいいがたい」

裁判長の語り口は静かでしたが、その意味するところは明快でした。

裁判は最終段階へ

仁美たちは込み上げてくる感情をじっとこらえました。

「とはいえ、これは和解ですので、原告の側にも一定の譲歩をしてもらわなければなりません。たとえば、赤ちゃんが小さかったことが被害を大きくしたとも考えられます。また、仮に分娩監視装置を取りはずしていなければ、どういう結果になっていたかなど、まだ詰め切れていない点もいくつか残っています」

最後のところで、裁判長の説明が少しぼかされた表現になりましたが、結論は変わりませんでした。

野添裁判長はいくぶん実務的な口調にもどしながらも、一語一語をはっきりと、

「さて、次回の法廷ですが、次回は年明けの一月一五日の午後四時とします。まず原告の側から、現時点でのドクターの診断書と介護費等に関する両親の陳述書ならびに必要書類を提出していただき、もし必要ならば被告側の反論をお待ちして、そのあとで裁判所から最終判断をお示しするという手順で進めたいと思います。今後、これまでほとんどやっていない損害論、すなわち入院費、介護費などの算定をおこない、それをふまえて裁判所の最終的判断を申し上げます。双方とも、よろしいですね」

双方に異議がないことを目で確認し、裁判長がしめくくりました。

「では、閉廷します」

野添裁判長はそう宣言し、大武裁判官をともなって法廷から出て行きました。

高志と仁美は裁判官に深く頭を下げて、感謝の気持ちをあらわしました。

仁美の涙が止まりませんでした。

栗木も、涙があふれそうになるのをこらえ、立ち去る裁判官にむかって起立して深々と頭を下げました。

エレベーターの中で

裁判所のエレベーターの中で、貞友弁護士が言いました。

「これまで皆さん、本当によくがんばって来られましたね。もちろん、これで終わりというわけではありませんが、大勢は決したと思います」

「ありがとうございます。本当に、ありがとうございました」

まだ緊張がさめやらぬなか、高志と仁美、そして栗木は貞友弁護士にお礼を言いました。感きわまるとは、こういう気持ちのことをいうのでしょうか。三人は、それ以上、何も語ることができませんでした。

もう完敗ということはない。

しかし、まだ相手の出方によっては判決、そして高等裁判所への控訴という可能性が残っており、予断を許さないというのが貞友弁護士の意見でした。

3　その後の美香ちゃん

消えることのない事実

〈まさか鱒水被告が裁判所の和解案を拒否することはあるまい〉

〈いや、保険会社が拒否するかもしれない〉

裁判の前途に一抹《いちまつ》の不安は残っていました。しかし、仮に和解が成立しなくても地方裁判所での勝訴はほぼ確実でしたので、家庭の中が久しぶりに明るさをとりもどした感じになりました。

とはいえ、裁判がどのようなかたちで終息しようとも、絶対に消え去ることのない一つの歴然たる事実が存在します。

それは愚かな医師のずさんな行為によって、無限の可能性を有していた浅田美香という一個のかけがえのない生命の尊厳が、ずたずたに踏みにじられたという事実です。

美香ちゃんはいまだに口からミルクを飲んだことがありません。母や父の声を聞くこともできません。声を発することもできません。寝返りもできず、寝ているだけで呼吸が苦しくなる世界。それが美香ちゃんの住む世界です。「脳性まひによる体幹機能障害。歩行、起立、座位不能。身体障害一級」、これが美香ちゃんの公文書上の病名と症状です。この事実は今後とも変わることはないでしょう。

いかに泣き叫んでも、いかに法的手段に訴えても、美香ちゃんの健康を取りもどすことはもうできません。命あるかぎり美香ちゃんは苦しみ、耐えつづけなければなりません。

美香ちゃんの事故は、小さな生命に対するあからさまな冒瀆《ぼうとく》事件であるとともに、卑劣さと姑息《こそく》さ、嘘いつわりで塗り固められた事件でもありました。そこにこの事件の低劣さ、悲しさがあります。

これを知識人の犯罪（white collar crime）などと呼ぶことができるでしょうか。

もしこれが医療の技術的先端でおこった事故なら、家族がここまで怒り悲しみ、口惜しく思うことはなかったはずです。

神社の帰り道

平成二四年の秋が終り、裁判がいよいよ最終局面を迎える新しい年がめぐって来ました。

元日の朝、近くの神社にお参りした帰り道、高志が仁美に言いました。

「それにしても、よくここまで来られたもんだ」

「皆さんのおかげね」

裁判という嵐が去ったあとも、美香ちゃんの介護はつづきます。

裁判に勝利したからといって、心が休まる日が来るとは思えませんでした。やがて裁判が終わって、貞友弁護士や出元明美さん、美馬清志先生たちが自分たちのまわりから去って行ったあとこそが、耐えなければならないときかもしれません。

「これからもがんばらなければならない」

「そうね。裁判に勝っても、元気な美香がもどって来るわけではないわよね。でもね、あぶなかしい呼吸以外、一人では何もできない美香が、この世に生きることの意味について、私、ときどき考えてみることがあるわ」

「……」

「そしたらね、美香は、もしかしたら必死に生きるってことがどんなことかを、私たちに教えているんじゃないかしら。私、そんなふうに思えてならないの」

「うーん、美香にも大切な役割があるってことか」

「そうよ。美香だからできることもあるわ」

「そういえば、信哉も美香にとてもやさしいし、美香のためにもしっかり育ってくれるといいね」

「そうね。信哉はきっといい子に育ってくれると思うわ」

4　イチゴの香り

特別支援学校と訪問看護、介護制度

美香も必死で生きている、という仁美の言葉に誇張はありませんでした。美香ちゃんは誰しもが認める特別支援学校の「優等生」です。

美香ちゃんは、裁判が激しく戦われていた平成二四年五月、一カ月遅れで特別支援学校に入学しました。

支援学校に入学できたことは、美香ちゃんにとって大きな出来事でした。

美香ちゃんは、おばあちゃんが作った水玉模様のワンピースを着て車椅子に乗り、特別支援学校に行きました。校門のところで記念写真も撮《と》りました。校長先生や担任の先生にもお会いしました。

週三回、計六時間の家庭訪問教育ですが、美香ちゃんが小学校で学ぶようになるなんて想像もしなかったことです。

家庭訪問教育が始まったことにより、ここにQ西部病院の医師と看護師、そして訪問看護師、介護士に加え、あらたに訪問教育の先生が美香ちゃんのサポーターとして登場するようになりました。

訪問看護、介護制度は、平成一七年に制定された障害者総合支援法などにもとづき、重度の肢体《したい》不自由者であって常時介護を要する障がい者を支援するためにもうけられた制度です。これに対して訪問教育は、学校教育法の改正によって昭和四九（一九七四）年から全国で実施されるようになった制度で、心身の重度障がい児を支援するために教員が児童または生徒の家庭、病院、施設等へ訪問して教育することをいいます。

訪問教育の先生

訪問教育の先生が家に来るようになり、美香ちゃんの世界は広がりました。

美香ちゃんは飲むことも食べることもできません。そして、耳も聞こえません。しかし、美香ちゃんは身体中をじっと一点に集中させて視覚と触覚と嗅覚《きゅうかく》を使うのが「得意」でした。

とくに視覚は弱いながらもフル活用で、訪問教育の先生もそのことにすぐ気づき、手を大きく動かしたり口を大きく開いたりして、明るく美香ちゃんに語りかけてくれました。

「美香ちゃんはとても賢い子ですね」

「授業に反応して食いついてくれるので、美香ちゃんに会うのが楽しみです」

訪問教育の遠山まどか先生はそう言って、美香ちゃんをほめてくれました。

嚥下《えんげ》能力や聴覚が喪失するほどに脳がひどくこわされているというのに、美香ちゃんの集中力には「非凡」なものがありました。

美香ちゃんの成長

訪問教育の先生が来ないとき、美香ちゃんは心なしか淋しそうな表情を見せることがありました。

そこで、授業がない日には、仁美と恭子がかわるがわる絵本を見せながら話しかけたり、シール張りを手伝ったりしました。美香ちゃんの手を持ち、絵本やシールにさわらせると、美香ちゃんの目が活き活きとなり、口元に少し笑みがあらわれます。

何といっても、美香ちゃんの喜ぶ仕草を見るのが最高でした。

美香ちゃんの喜ぶ仕草には、辛いことを忘れさせる力があります。そして、人の心をやさしく、おおらかにする力があります。

裁判のことなど忘れ、仁美と恭子は美香ちゃんとの心のふれあいに熱中することがありました。イチゴをそっと鼻に近づけたり、指にさわらせたりすると、美香ちゃんの表情がゆるみます。

また、五歳になる弟の信哉ちゃんがベッドの近くを歩くと、美香ちゃんは目でゆっくりと追いかけます。信哉ちゃんが美香ちゃんの頬《ほほ》にキスすると、心なしか美香ちゃんは得意そうな表情になります。美香ちゃんは弟の信哉ちゃんが大好きです。

待つことしかできない美香ちゃん

しかし、美香ちゃんは「待つ」ことしかできません。自分から母親を呼んだり、ダッコをねだったりすることができません。幼児の常套《じょうとう》手段である声を出して泣くことも、「これ見て」と弟の注意を引くこともできません。ただ待つだけです。

そこに両親や祖父母の手が差し伸べられたり、弟の温かい吐息《といき》が近づいて来たり、訪問教育の先生や訪問看護師、介護士の笑顔があらわれたりすると、美香ちゃんは「待っていました！」とばかりに手足を少し動かします。

家族の輪の中心にいる美香ちゃんは、いつしか「待つ」ということを学習するようになりました。

だから、外出していても、美香ちゃんの可愛いさまざまな仕草を思い出し、仁美も恭子も足早に帰宅したくなるのが常でした。

イチゴ買う
　美香の笑顔を想いつつ

二枚の絵葉書

平成二五年一月一五日には、裁判所から正式に和解案が提示されることが決まっています。

入退院をくり返しながらも、がんばる美香ちゃんのベッドには、二枚の絵葉書がかざられていました。

一枚は、美香ちゃんが特別支援学校の小学一年生になったときに、かつてP総合病院に勤務していた古城伸一医師からとどいたものです。

　素敵な美香ちゃんの写真、ありがとうございます。美香ちゃんの体調はいかがでしょうか。五月から美香ちゃんの新学期。季節もやさしくなりますね。お手紙ありがとうございました。私はP総合病院を退職したあとも元気でやっております。先日、東北に派遣され海に近い震災地の巡回をしてきました。悲惨さに声も出ませんでした。また、来月、巡回診療に出かけます。皆様、ご自愛ください。怱々《そうそう》。

平成二四年五月二五日

古城拝

もう一枚は、かつてQ西部病院で美香ちゃんがお世話になった美馬清志医師からとどけられた絵葉書です。

美馬医師の絵葉書には、

「現在、若い研究者や学生を相手に大学で障がい児医療教育に取り組んでいます」

と書かれ、障がい児を抱いた笑顔のお母さんたちといっしょに写したグループ写真がプリントされていました。

美馬医師はその後、母校に帰られて医学研究科の教授になり、活躍中です。

「裁判もいよいよ終局だ」

「古城先生や美馬先生に、いい知らせができるといいね」

高志と仁美の会話です。

〔付記　勝訴的和解の成立〕

平成二五（二〇一三）年一月一五日午後四時。X地方裁判所。二名の司法修習生が見守るなか、「原告の請求をおおむね認定する」とする和解案が示され、賠償金額が正式に提示される。

同二月一八日、午後一時三〇分。貞友義典弁護士が裁判長に和解案を受け入れる旨の回答。しかし、被告代理人の柿山正博弁護士は回答を保留。

同三月一八日、午後三時二分。事故がおこってから八年目の春。提訴した日から数えて四年半。被告側も裁判所の和解案を受け入れ、野添隆博裁判長と大武倫子裁判官の立会いのもと「原告の勝訴的和解」（巻末注16）が成立。

閉廷後、裁判所書記官より「和解の成立につき柿山弁護士はよく尽力された」との発言。

一方、この日も、鱒水英男被告は欠席。結局、鱒水被告は裁判の全期日を通じラウンド法廷には一度も姿を見せなかった。

なお、裁判所の和解調書には、通常「この事実を第三者に公表しないこと」という守秘条項が明記されることが多い（巻末注17）が、本件和解調書にはその旨の記載が存在しない。しかし、本件裁判に関してマスコミへの公表は一切おこなわれなかった。

エピローグ

水俣市を訪ねて

裁判が終わった平成二五年の夏。私（著者、小早川）は博多に出張した機会にふと思い立って、かねてよりいちど行ってみたいと考えていた水俣市を訪れました。

水俣市は熊本県の最南部に位置する市で、三方を山にかこまれ、西は不知火海《しらぬいかい》に面して天草の島々を望むことのできる風光明媚《ふうこうめいび》な都市でした。しかし、この土地を訪れる者は誰しもが、あの悲惨な水俣病を思い出さざるをえません。私も、もちろんその一人でした。

私は水俣川にそって歩いたり、水俣病資料館に行ったりして二日間を過ごしました。

資料館の展示は衝撃的でした。

展示場には、母親のお腹の中で被害をうけた娘さんが成人式をむかえたときの写真が展示されていました。きれいな着物を着て父親に抱かれたその娘さんは、写真撮影した翌年に亡くなられたそうです。

「人間は何のために生まれてきたと思うか。病気になって、銭ばもうて、死んでいくのがニンゲンか！」

という、水俣病患者の痛ましい言葉も展示されていました。

「月日がたつにつれ、嫌がらせをしていた人たちも水俣病にかかっていきました。まさか自分が水俣病にかかるとは思わず、私たちをいじめたんでしょう」

という、被害者の杉本進さんの言葉が心にずしりとひびきました。

無知、偏見との戦い

水俣市を訪れ、私はあらためて学びました。それは、水俣病の患者も当初は孤立した存在だったという事実です。平和な地域社会を破壊した責任は明らかに企業の側にありました。ところが、企業城下町においては、企業の活動に異議を申し立てた水俣病患者の側が、「地域の和を乱す人たち」と見なされていたのです。

マスコミにしろ、世論にしろ、最初から水俣病患者の支持者ではありませんでした。彼らは当初、水俣での悲惨な事件に対して傍観者であったし、ときには無知、偏見の温床となって被害者を苦しめることさえありました。

権利の担い手

もう一つ、水俣市を訪れて学んだことがあります。

それは、法律とか権利というものは、社会の中にその担い手が存在する場合にのみ、現実に生きたものになるという歴史の真実でした。

正義の力や、善意の輪に支えられなければ戦いに勝つことはできません。しかし、被害者やその家族が立ち上がらなければ何事も始まらないというのも真実です。

障害に苦しみながらも人に言えず、いじめられ、息をひそめて生きていた被害者と、その家族が勇気をふりしぼって立ち上がったからこそ、科学者、医者、法律家、そしてマスコミと世論の支持をえて被害者を支援する市民団体が結成され、水俣病を支える運動が全国的な広がりを見せたのではないでしょうか。

水俣公害訴訟などというと、権利や正義のために戦う強い人間の姿が目に浮かんできます。しかし、実際には、「権利のための闘争」とか「正義のための闘争」などといったきれいごとでは済ますことができない、どろどろとした悲しみと怒りをかかえた人たちが戦っていたのです。

漠然とした「世論」でもなく、また「市民」「大衆」といった抽象的な言葉でも表わし切れない生身《なまみ》の人間が、文字どおり這《は》いずりまわるようにして戦いつづけ、長い年月の末にやっと勝利をつかんだというのが、その実相ではないでしょうか。

水俣市の海辺の公園に建てられた慰霊碑には、

「不知火の海に在るすべての御霊《みたま》よ、二度とこの悲劇は繰り返しません。安らかにお眠りください」

と書かれていました。

被害者が動き出さなければ何事も始まりません。

しかし、当事者だけでは何事も達成できないのも明らかです。見方によっては、これまで悲惨な医療事故にあった無数の人たちの犠牲のうえに、美香ちゃんの勝利があったのかもしれません。

これまで、医療事故にあったたくさんの人たちの戦いがあり、それが医師や弁護士による理論構成や、裁判所の和解や判決というかたちで日々積み重ねられ、継承され、やがて判例になり学説にもなって、それが美香ちゃんの戦いを支えたことは明白です。

シンポジウムの開催

平成二五年の秋。残暑きびしいなか、市民団体が主催する「山田哲男先生追悼シンポジウム」が名古屋市で開催されました。山田先生は栗木三郎が今治セミナーでお会いした産科医師です。

私がシンポジウムに参加すると、加藤良夫弁護士の司会のもと、医療事故情報センターの柴田義朗弁護士、医療事故調査会の森功医師、鈴木満医師、医療ジャーナリストの油井香代子さんらとともに、出元明美さんがパネラーとして出席されていました。

貞友義典弁護士もシンポジウムに参加し、山田先生がいかに多くの医療被害者を救ったかを話され、哀悼の意を表されていました。

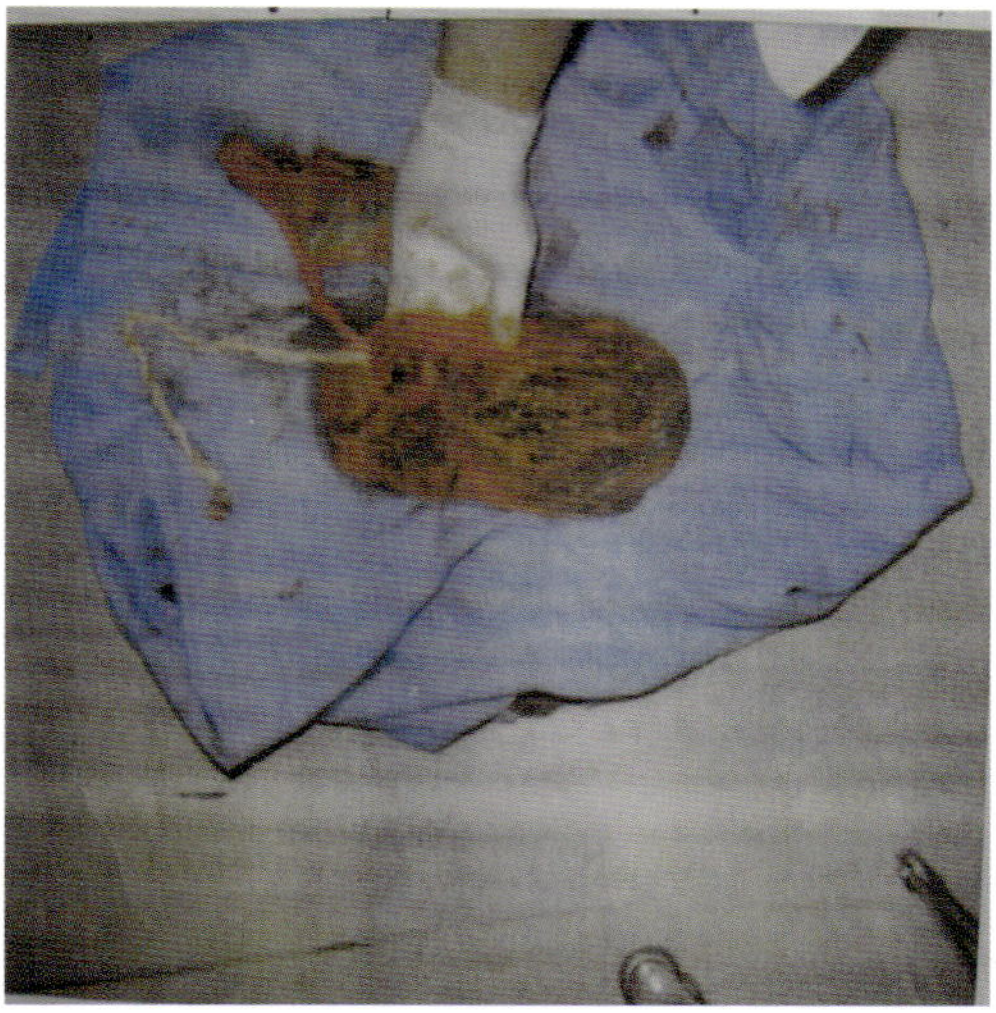

写真Ａ１　ポラロイド写真ａ

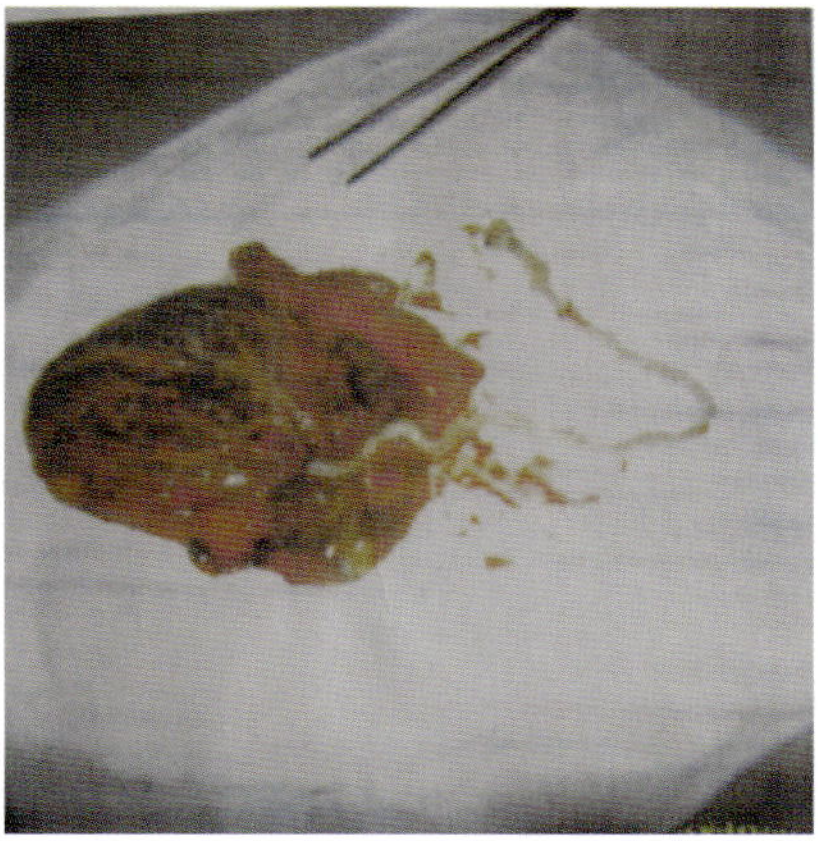

写真Ａ２　ポラロイド写真ｅ

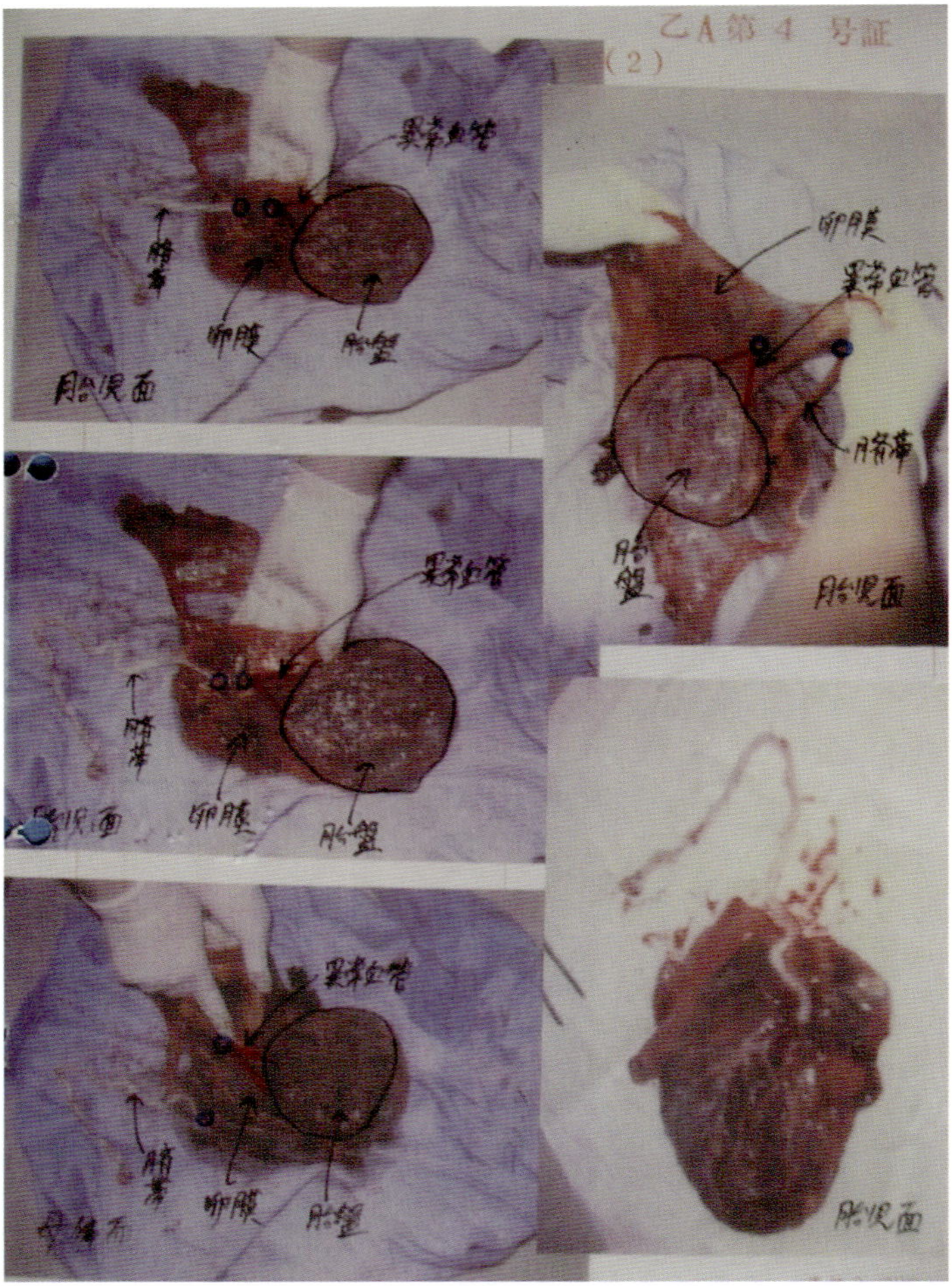

a b c d e

写真Ｂ　デジタル写真（乙Ａ第４号証−２）

注

（1）臍帯卵膜付着

通常、臍帯は胎盤のほぼ中央から生じている。しかし、ときには胎盤の端についていることや、胎盤からはずれて周囲の卵膜についていることがある。前者を臍帯辺縁付着といい、後者を臍帯卵膜付着という。いずれも胎児にとって危険な状態である。

（2）陣痛促進剤

日本で多く使用されているのは、プロスタグランジン系とオキシトシン系の子宮収縮剤である。投薬による陣痛の誘発、促進は、過強陣痛により、胎児仮死、子宮破裂等を引きおこす危険性があり、添付文書によってその使用がきびしく制限されている。

（3）変動一過性徐脈

徐脈ごとに形が異なり、その出現時期と陣痛開始時期との関係も変動するものをいう。変動一過性徐脈は、臍帯卵膜付着等により臍帯が子宮収縮時に圧迫され、臍帯血液の循環障害が生じたときに発生する。

（4）遅発一過性徐脈

胎児心拍数の減少が陣痛の開始よりやや遅れて始まり、心拍数最減少点が陣痛のピークより遅れる徐脈である。多くの場合、陣痛促進剤の投与等に起因する過強陣痛等によって発生し、胎児の低酸素状態を示す最も危険なパターンである。

（5）立証責任

訴訟上、裁判所がある事実の存否を確定できない場合に、当事者の一方に帰せられる不利益のこと。通常は訴訟を提起した原告側が、被告の過失等々の存在を証明しなければならない。これを原告の立証責任または挙証責任、証明責任ともいう。

（6）証拠能力

訴訟手続のうえで、証拠が証明の資料として用いられるために必要な資格ないし許容性のこと。裁判においては、民事と刑事では異なるが、どのような事実を認定するにはどういう証拠方法によらなければならないかについて一定の制限がある（一例として刑事裁判における伝聞証拠の不採用）。具体的証拠の証明力、たとえば被告が提示した写真がどのような証明力を有するかという証拠価値（証拠力、信憑力）とは別の概念である。

（7）医学的適応

分娩誘発、促進は医学的適応（adaptation　医療行為の妥当性）によってのみおこなうのが大原則である。医学的適応による分娩誘発、促進とは、そのまま妊娠を継続した場合のリスクの方が、分娩誘発、促進をおこなった場合のリスクに比べて大きいと判断されたときに実施することをいう。

（8）準備書面

民事裁判をおこなう当事者が法廷で陳述しようとする事項をあらかじめ記載し、裁判所および相手方に提出する書面。口頭弁論の場で突然陳述されたのでは無用な混乱が生じるため、原告、被告の双方に準備書面の提出が義務づけられている。

（9）自由心証主義

民事裁判においては自由心証主義が採用されている。自由心証主義とは、裁判に必要な事実の認定について、証拠、証言などの採否、評価を個々の裁判官の自由な判断に一任することをいう。どのような判決を下すかについて裁判官は大きな権限を有している。

（10）最高裁判例と医療水準

患者は最善の医療を受ける権利を有するという原則は、日本の裁判所でも早くから認められていた。しかし、実際にはその基準が「平均的医師が現に行っている医療慣行」という名の低い医療水準に抑えられていたため、患者が最善の医療を受ける権利が阻害されてきた。そうしたなか、平成七年頃を画期として、医療水準（過失の判断基準）を高めようとする最高裁判所の判決が相次いで出されたのが注目される。①医療機関に対して所属医師の研鑽、研修等を行うべき義務を課した判決（最高裁第二小法廷平成七年六月九日）、②医師が医療慣行に従った医療行為を行ったからといって医療水準に従った注意義務を果たしたとは言えないとした判決（最高裁第三小法廷平成八年一月二三日）、③医薬品の添付文書の遵守義務に違反した場合には過失が推定されるとした判決（同前）、④開業医が自分の手に負えない場合などには高度医療機関に転医させる義務を負うとした判決（最高裁第三小法廷平成九年二月二五日）などが知られている（藤田康幸編『医療事故対処マニュアル』現代人文社）。

（11）脳性麻痺の類型

障害が現れる部位によって、頸性四肢麻痺、頸性両麻痺、片麻痺などに分類される。このうち頸性四肢麻痺(quadriplegia)だと周産期の事故（たとえば陣痛促進剤による胎児仮死）が考えられるが、頸性両麻痺（diplegia)

だと先天性が疑われるとされる。

（12）二分脊椎

先天的に脊椎骨が形成不全となっておきる神経管の閉鎖障害の一つ。母胎内で胎児が脊椎骨を形成するときに何らかの理由で形成不全をおこし、この症状が発生するといわれている。

（13）隣人訴訟事件

昭和五二年に三重県鈴鹿市で発生。あずかっていた近所の三歳児が市の管理する溜め池に落ちて水死し、亡くなった子どもの両親が訴えた事件。マスコミが「隣人の訴訟」として矮小化して報道したため、悲劇が拡大。原告のもとに、嫌がらせの電話が月に六〇〇本、匿名の手紙が五〇通も送りつけられた。

（14）杏林大学割箸事件

平成一一年におこった事件。四歳の子どもが転倒し、綿菓子の箸が喉から脳に刺さり杏林大学付属病院で死亡。両親が「必要な検査をしなかった」として病院を訴え、刑事裁判にまで発展したため、テレビや週刊誌などで多くの人に知られるようになった。連日、ネット上で両親を誹謗する文章が流された。

（15）裁判上の和解

和解には「裁判外の和解」と「裁判上の和解」が存在する。裁判上の和解とは、民事裁判において裁判官の勧奨等により法廷でなされる和解のことであって、示談とは異なる。裁判上の和解が成立すると確定判決と同一の効力が生じ、控訴、上告できなくなる。

（16）勝訴的和解

審理が一定の段階に達すると、医療裁判ではほぼ間違いなく裁判所が和解勧告をおこなう。判決だと勝訴か敗訴かの白黒に二分されることになるが、和解においてはその中間が採用される。一般に、認定率が７０％以上を勝訴的和解と呼び、３０％以下を敗訴的和解と呼ぶ。ときには五分五分の和解も存在する。

（17）和解調書

和解調書には賠償金額、謝罪条項、守秘条項などが記載される。このうち守秘義務の記載については被告側から要求されるのが普通であるが、これに対して原告側は拒否するのがよいとされる。どのような医療事故が発生し、どのように解決されたかは、被害者のみならず医療関係者が共有すべき貴重な情報なので、公開が望ましいからである（鈴木利廣監修『医療事故の法律相談』学陽書房）。

あとがき

本書は裁判の記録を基に執筆したものであって、フィクションではありません。本書の執筆に際して私は次の四点を重視しました。

第一に、医療裁判（民事事件）の原告――本件においては陣痛促進剤の被害者――の視点に立って本稿を執筆しました。陣痛促進剤の事故はどのような状況の中から発生するのか。そして、その事故が裁判所によって医療過誤（医師の過失）として認定されるためにはいかなる困難を乗りこえねばならないのか。被害者とその家族の立場に身をおいて執筆を進めている点に、本書の第一の特徴があります。

第二に、本書においては、被害者家族と弁護士、協力医との協働関係（cooperation）のあり方についても詳述しています。自分の目で見た事実や実感にもとづいて発想する被害者家族と、法的理論構成を重視する弁護士、医学的データーを重視する協力医との間に、さまざまな意見の食い違いが生じることはさけられません。しかし、その三者の協働なくして裁判に勝つことができないのも事実です。当事者と貞友義典弁護士、そして我妻尭、渋谷康弘、加部一彦、古城伸一、美馬清志らの医師との協働のあとを本書から読み取っていただければ幸いです。

第三に、本書は出元明美さんや勝村久司さんたちの市民運動の力がいかに大きいかについてもふれています。地域や職場の絆が失われつつある今日、弱者の権利を守るうえにおいて、市民運動の役割はいかに強調しても強調し過ぎることはありません。この世には、誠実な人たちの心がさまざまに結び合って、善意の輪のようなものを形成し、それが社会的弱者（被害者）の戦いを支えていることを、私はこの医療裁判から学びました。

第四に、本書は裁判の果たす役割を前向きに評価し、医療過誤訴訟は「医療水準の向上に資する」という見地から書かれています。今日、わが国においても、密室の中でおこなわれる従来のパターナリズム（paternalism 一方的な権威主義的医療行為）を基礎とする医療モデルから、患者の自己決定権（患者主権）を尊重しようとする新しい医療モデルへの転換が志向されつつあります。そうした医療観の転換（国民的課題）を念頭におくとき、医療裁判が果たす役割は大きいといわざるをえません。「良質の医療を受ける権利」「選択の自由の権利」「自己決定の権利」等々、患者の権利を守ることの大切さが世界医師会（ＷＭＡ）によって宣言されたのは一九八一年のことです（リスボン宣言）。

本書の執筆にあたって筆者がみずからに課したのは、医療事故の発生から提訴を経て裁判が終結するまでの全過程をできるだけ詳細にレポートすることでした。拙い一書ではありますが、本書を、現に医療事故に遭って苦しんでいる多くの被害者の方々をはじめ、医師、弁護士、法学研究者などの専門家だけでなく一般の市民、とくに若い世代の人たちにもぜひ読んでいただきたいと思い、出版を決意しました。本書は法曹界に関心をもつ学生のための法学入門書としても役立つのではないかと思っています。

本書は当然のことながら特定の個人、団体を誹謗中傷することを目的にして書かれたものではありません。したがって本書の執筆に際しては、とくに被告やその関係者の名誉毀損にならないよう人名、地名、病院名などを仮名ないしは不記載にしました。年月日も変更している箇所があります。せめて裁判所くらいは実名にしたかったのですが、そうすると被告の住所や名前が推定されるおそれがありますので、「X地方裁判所」とすることにしました。意のあるところをお汲みいただければ幸いです。

本書の出版に際しては「ゆいぽおと」の山本直子さんに大変お世話になりました。「ゆいぽおと」の「ゆい」は、農山村や漁村で忙しいときに助け合う「結」の語から来ているとお聞きしました。かつて私たちの祖先は山や川、海などの自然とともに生き、「ゆいの精神」（共同体）に支えられて日々の暮らしを立てていました。出産も同じで、それは「村の産神様《うぶがみさま》」が護ってくれる共同体的な神事の一つと考えられていました。ところが、現代では出産は個人的なこと、すなわち病院との「私的な契約関係」「ビジネス」として扱われるようになりました。その背景には、医療ですらも「利益追及」に還元しようとする冷徹な市場経済が存在します。

もうここでは多くを語りませんが、現代の産科医療過誤の多くが人の絆を大切にする

「ゆいの精神」を忘却しているところから発生しているのではないかと考え、本書の出版を名古屋の山本直子さんにお願いすることにしました。こころよくお引き受けいただきまして、ありがとうございます。山本さんは「ふつうの人が暮らしのなかで、少し立ち止まって考えてみたくなることを大切にしたい」と、御自身の出版方針について語っておられます。

本書が日の目を見るまでには、貞友法律事務所のスタッフをはじめ、小川みどりさん、柴本妙子さん、中村豊美さん、そして素敵な装画をいただいた照喜名隆充さんなど多数の方のお世話になりました。この場をかりて御礼申し上げます。

平成二八年七月五日

小早川　淳

医療裁判と被害者

弁護士
貞友義典

医療裁判には刑事事件と民事事件の二つがあります。前者は逮捕、有罪判決、懲役などという言葉でイメージできる手続きです。後者は損害賠償請求、勝訴判決、和解などという言葉でイメージできる手続きで、本書で詳述している事件がこれに該当します。

刑事手続について頭に置いておかなければならないことは被害者が裁判の当事者ではないということです。検察官が起訴をして被告人が防御する、そして裁判所が判断をするという構造になっています。被害者ができることは被害届の提出あるいは告訴、証言です。

医療事件という専門性の高い分野について言うと、警察も検察も起訴まで持ちこむこと自体に大変な努力が必要となります。安易な起訴は専門家の反論にあって無罪となるからです。被害者が刑事手続で医師を有罪にすることを望んだとしてもそれは並大抵なことでは実現できないのです。専門性の高い刑事裁判になりますので検察官に協力する医師の存在が重要となります。しかし、検察官に協力をする医師はなかなか登場しません。後に述べる民事裁判は基本的に損害賠償の問題です。従って患者側に協力をしても特に問題は生じないようです。しかし、刑事裁判で検察側の証人になるということは同業者、仲間を刑務所に送り込む手助けをするということになりますので、どうしても医師の世界から排除されてしまいます。そのような医師の世界に問題があることはもちろんですが、しかしながら現実です。他人のために自分の仕事上の支障が生じるのは御免被りたいと考えることになるようです。有罪証人の確保ができないということで起訴できなかった事案は多数にのぼると推測されます。

さらには有罪になったとしても、業務上過失傷害罪あるいは業務上過失致死罪ということで執行猶予となる場合が多いのです。また、もし無罪判決が出ようものなら、並行して行われているであろう民事裁判にも影響を与えます。

ところで、私が以前から思っていることは、医療行為（許された危険な行為）と認められるからこそ業務上過失となるわけであって、もし医療行為と認めるに値しない行為によって後遺症が残り、あるいは死亡した場合には傷害、傷害致死になるはずである、ということです。金儲けのために癌ではないのに癌と診断し（多くの場合セカンドオピニオンでばれるのを避けるためにただちに）摘出手術を行ってしまう、金儲けのために必要もない危険な肝生検を行う、製薬会社にデータを売り渡すために必要もない薬剤の多量投与を行う。これらは、医療行為とは言えません。このような場合、過失犯ではなく故意犯として傷害罪、傷害致死罪あるいは殺人罪を検討すべきです。しかし、残念ながら警察も検察も病院内で起きた出来事であれば、まず医療行為であるという判断から入ってしまいます。確かに製薬会社との癒着によるデータ取りの過量投与は立証するのが難しいとは思います。そのような証拠を残すとは考えられないからです。しかし、検査の写真やカルテを見れば乳癌ではないとわかる場合、その乳癌摘出手術は傷害罪とされなくてはならないはずです。いずれも実刑に値する行為なのです。病院内で起きたことはすべて業務上過失の範疇で処理をするという考え方は改めなくてはならないと思います。

さて、民事裁判は本書で詳述しているように被害者が裁判の当事者となります。そして、原告となり病院あるいは担当医師を被告として提訴します。担当医師は契約関係にありませんので不法行為法理で、病院は契約当事者ですので契約違反、債務不履行法理で訴えるのです。ただし、民事裁判の場合にも原告側は基本的に医療の素人ですので協力してくださる医師の存在が必要となります。刑事事件ほどハードルは高くないのですが、やはり専門性のハードルを越えなくてはならないのです。提訴までには時間がかかります。まず調査を行います。そもそも医師に過失があるかどうか、また因果関係があるかどうかを確認しなくてはなりません。協力を得られた医師にカルテを読んでいただき相談します。ある事件では四人の医師に相談し、四人目の医師の段階で、過失がある、因果関係もある、そして裁判で証人となってもよいとのご意見をいただき、提訴できました。ちなみに、その事例はほぼ一年で全面勝訴判決に至りました。

民事裁判はどうせ保険会社が金を払うから簡単に勝訴できるであろうという考えを持つ方もいらっしゃいますが、大きな間違いです。医師が過失を認め賠償をして早く終わらせたいと考えたとしても保険会社は簡単には応じません。保険会社にも「経営」があります。逆に、裁判所が被告代理人（保険会社が選定した弁護士）に対し過失があるので和解をするように勧め、保険会社も和解金を支払ってよいと判断をしたにもかかわらず、医師が自分には責任がない、したがって保険金を払うことはまかりならぬと言って抵抗することもあります。ある例では、最終的には医師の本人尋問を行い、裁判所と被告代理人（私ではありません。医師の代理人です）が医師に厳しい質問をして過失を認めさせました。

民事手続においては被害者本人あるいはその家族が、当事者として提訴及び証拠の収集等を行うことができます。大変難しい作業ですが、刑事手続においてそれらがすべて警察や検察に任されるのとは対照的です。多くの被害者の方は他人任せにはしません。まさに医療において医師を信頼し、疑問があっても質問を我慢してしまったためにこんな目に遭ってしまったと思っているわけですから、本書中の「浅田さん」や「栗木さん」たちのように、医師に対する民事裁判においては自らが積極的に関わりたい、自分の手で責任追及をしたいと考えています。そして、まさに被害者だからこそ、この証拠の発見ができた、このカラクリを見破れたという事例は枚挙に暇がありません。当事者の力にはものすごいものがあります。だからこそ刑事手続において警察に任せるしかない、全く手が出せないということに地団駄を踏むのだと思います。

最後にカルテの改竄のお話をさせていただきます。昔からの重要な課題です。日本にはカルテについての抜き打ち検査のようなものがありません。証拠保全の現場で裁判官の前で平気でカルテの記載内容を書き直す医師も珍しくありません。よく考えたら間違えていたと言って裁判でその記載を変更しようとするレベルです。本書にも登場しますが、カルテの書き改めという名目のカルテの改竄は当たり前のように行われています。極めて残念なことです。電子カルテとなりましたが、看護師の記載が後に医師の意見によって何度も書き直されたりしているのを見ることがあります。結局、病院ぐるみで電子カルテの内容を変更しているのです。そして、それらをよく考えたら間違っていたと述べて平気で正当化するのです。我々の知りたいのはその時間その現場での看護師本人の認識した内容なのです。しかし、裁判に変更前のカルテ記載が必ず提出されるという保証はありません。

被害者が証拠保全や開示されたカルテを読んで、これはいったい誰のカルテなの、と驚くこともよくあります。カルテの検討に際しては当事者の記憶や日記、備忘録が重要性を持ちます。証拠保全で裁判所に提出した当事者の陳述書も重要です。我々はカルテの不合理さを明らかにして、当事者の記憶の証拠価値を高めなくてはならないのです。

本書には、民事事件としての医療裁判というものが具体的にどのように展開されるかが詳しく書かれています。そして、当事者が民事裁判でどう関わるべきかについて、貴重な示唆を与えてくれています。

以上

小早川　淳（こばやかわ　じゅん）
一九四四年生まれ。「ゆいの精神」や「村の訴訟」など、主として村落共同体の研究に従事。大学退職後、自治体史の編纂などにも参加。幕末維新期の農山漁村の貧困や医療、福祉に関心を持つ。
愛読書は宮本常一『忘れられた日本人』、島崎藤村『夜明け前』。

装画　照喜名隆充
装丁　三矢千穂

八年目の真実　―ある医療裁判の軌跡―
２０１６年８月７日　初版第１刷　発行
著　者　小早川　淳
発行者　ゆいぽおと
〒４６１-０００１
名古屋市東区泉一丁目15-23
電話　０５２（９５５）８０４６
ファクシミリ　０５２（９５５）８０４７
http://www.yuiport.co.jp/
発行所　ＫＴＣ中央出版
〒１１１-００５１
東京都台東区蔵前二丁目14-14
印刷・製本　モリモト印刷株式会社
内容に関するお問い合わせ、ご注文などは、すべて右記ゆいぽおとまでお願いします。
乱丁、落丁本はお取り替えいたします。

ISBN978-4-87758-458-0 C0095

ゆいぽおとでは、
ふつうの人が暮らしのなかで、
少し立ち止まって考えてみたくなることを大切にします。
テーマとなるのは、たとえば、いのち、自然、こども、歴史など。
長く読み継いでいってほしいこと、
いま残さなければ時代の谷間に消えていってしまうことを、
本というかたちをとおして読者に伝えていきます。